生态环境部核与辐射应急培训系列教材

辐射事故应急演习情景库

生态环境部核与辐射安全中心
广西壮族自治区辐射环境监督管理站　编
内蒙古自治区辐射环境监督站

中国环境出版集团·北京

图书在版编目（CIP）数据

辐射事故应急演习情景库/生态环境部核与辐射安全中心，广西壮族自治区辐射环境监督管理站，内蒙古自治区辐射环境监督站编. —北京：中国环境出版集团，2019.8（2023.10 重印）
ISBN 978-7-5111-4091-3

Ⅰ. ①辐…　Ⅱ. ①生…②广…③内…　Ⅲ. ①放射损伤—应急系统—演习　Ⅳ. ①R818.74

中国版本图书馆 CIP 数据核字（2019）第 193199 号

出 版 人	武德凯
责任编辑	宾银平　董蓓蓓
责任校对	任　丽
封面设计	岳　帅

出版发行　中国环境出版集团
　　　　　（100062　北京市东城区广渠门内大街 16 号）
　　　　　网　　址：http://www.cesp.com.cn
　　　　　电子邮箱：bjgl@cesp.com.cn
　　　　　联系电话：010-67112765（编辑管理部）
　　　　　　　　　　010-67113412（第二分社）
　　　　　发行热线：010-67125803，010-67113405（传真）

印　　刷	北京盛通印刷股份有限公司
经　　销	各地新华书店
版　　次	2019 年 8 月第 1 版
印　　次	2023 年 10 月第 2 次印刷
开　　本	787×1092　1/16
印　　张	10.75
字　　数	187 千字
定　　价	54.00 元

中国环境出版集团郑重承诺：
中国环境出版集团合作的印刷单位、材料单位均具有中国环境标志产品认证。

《生态环境部核与辐射应急培训系列教材》

编审委员会

主　任　郭承站

副主任　赵永明　李吉根　邓超冰　莫晓莲

委　员（以姓氏笔画为序）

　　　　丁志博　宁　耘　杨　斌　张保生　张家利　林权益　岳会国

《辐射事故应急演习情景库》

编写组

主　编　岳会国

副主编　杨　斌　张保生　宁　耘　董淑强　黄伊林

编　委（以姓氏笔画为序）

　　　　王艳军　乌　兰　石伟力　冯亮亮　宁　耘　　朱云龙

　　　　向辉云　刘泽和　刘振业　刘瑛霞　刘　璟　　许明发

　　　　李　玮　李　鑫　杨　斌　肖丽娥　吴彩霞　　吴惠体

　　　　何贤文　张东栋　张贤庚　张保生　张艳霞　　武一凡

　　　　岳会国　周世铭　郑　鑫　胡彩霞　皇甫鸣宣　施俊喆

　　　　姚　瑶　贾牧霖　黄　晨　黄伊林　龚行健　　常　盛

　　　　彭　崇　董淑强　翟慧芳

全书统审　岳会国

前 言

放射源和辐射技术在工业、农业、医学、环保、科研和教学等领域有着广泛的应用，对促进我国国民经济发展发挥着重要作用。同时，核技术的应用给人类和环境带来一定的风险，存在着发生辐射事故的可能。环境安全、核与辐射安全是国家安全的重要组成部分，为推动落实核安全"十三五"规划，建立辐射应急情景库，将其作为从事辐射应急管理人员的专项培训教材，是全面加强核与辐射事故应急工作，规范全国核与辐射事故应急演习工作，提升演习实战化水平的重要举措。

经过 30 多年的核与辐射安全监管探索实践，我国逐步建立起了较为完善的核与辐射应急管理体系，并不断完善核与辐射应急相关法规制度，强化人员能力培训，提升应急演习水平，保障了我国核与辐射应急能力。生态环境部（国家核安全局）针对我国目前核电与核技术利用产业发展迅速，人才短缺，各单位应急人员的核与辐射应急管理经验与技术水平存在不足的现状，为了有效保障核与辐射应急队伍的素质水平，保障我国核与辐射事业健康可持续发展，自 2014 年开展了省级核与辐射事故应急演习工作，5 年来基本实现了对全国各省（自治区、直辖市）的全覆盖，通过以点带面、互学互鉴、示范引领的方式，不仅检验前期建设成果，更全面提高各级地方政府应对核与辐射事故的综合应急能力。

2018 年 5 月，生态环境部下发《关于加强核与辐射事故应急演习工作的指导意见》（环办核设〔2018〕13 号），对近年来全国各省开展的核与辐射事故应急演习工作给予了高度评价，并对今后做好演习工作提出了具体的指导要求。根据指导意见的要求，由生态环境部核与辐射安全中心牵头，内蒙古自治区辐射环境监督站、广西壮族自治区辐射环境监督管理站参与，对5年来省级辐射应急演习的事故情景进行了全面梳理，并针对辐射事故的类型和风险等级，编写了《辐射事故应急演习情景库》。该书作为生态环境部核与辐射应急培训系列教材之一，可作为省级辐射应急工作人员以及核技术应用单位开展应急培训和应急演习工作的参考用书。

《辐射事故应急演习情景库》以应急演习需求为主导，汇集了10大类近50个事故情景案例。全书共12章，其中，第1章至第6章介绍了应急演习的基础知识；第7章介绍了核技术利用辐射事故情景；第8章介绍了放射性废物处理、处置、贮存设施辐射事故情景；第9章介绍了放射性物品运输辐射事故情景；第10章介绍了铀矿冶、伴生矿开发利用辐射事故情景；第11章介绍了航天器坠落、恶意行为辐射事故情景；第12章介绍了境外核与辐射事故情景。

《辐射事故应急演习情景库》的出版得到了生态环境部（国家核安全局）的大力支持，同时也得到了生态环境部核与辐射安全中心、广西壮族自治区生态环境厅、内蒙古自治区生态环境厅领导的全力配合和帮助，在此表示衷心的感谢！由于核与辐射事故应急涉及社会科学和自然科学的诸多方面，应急管理体系和应急响应体系也在不断完善，受编者水平所限，书中难免有不当之处，敬请广大读者提出宝贵意见。

编写组

2018年12月

目　录

第1章

概　述[*]

辐射事故应急演习是检验辐射应急准备情况、培训应急工作人员的主要手段，在应急响应能力的保持中起着至关重要的作用。本章对辐射事故应急演习中涉及的一些概念进行了描述。

1.1　应急演习

应急演习是指相关组织，针对特定的突发事件假想情景，按照应急预案所规定的职责和程序，在特定的时间和地域，执行应急响应任务的训练活动。

辐射事故发生的突然性、不可预见性、危害的严重性、形式和种类的多样性，决定了辐射事故应急工作的复杂性。面对复杂的应对工作，没有充分的准备、没有过硬的水平和能力、没有足够的资源保障是非常危险的，因此，必须要开展辐射事故的演习工作。

为了保证开展应急演习的制度化、常态化，相关组织通常在应急预案里包含了演习的组织、方式、频次、实施等相关内容。制定应急预案是开展应急演习的基础。

1.2　演习的目的

演习的目的有：

①验证应急计划和程序的有效性，测试效果（检验）；

---

* 本章由董淑强编写，岳会国审阅。

②向参观、学习人员提供示范，普及应急知识（示范）；

③研究和验证应急管理的新概念和方法（研究）。

1.2.1 检验

这是举行演习最常见的原因。演习关注的焦点是整个组织的表现，相反地，练习常常是对个人能力进行检验。

一个成功的演习可以确认在计划中需要改进的地方，评估根据以前演习经验制定的修订是否正确，促进应急准备水平的提高。一个好的演习不需要所有事情都运行正确，更主要的是为了得到很多好的经验。

当执行一个新的计划时，需要对其正确性进行检验。由于计划和程序需要进行周期性的修改，一次演习可以看作是对应急响应管理的持续有效性的确认。组织间的通信在真正的应急中是一个重要的问题，而演习对于通信管理的检验要好于其他行动。在演习中，通信不仅包括通信的技术手段，还包括内容、格式以及通信的方式。

1.2.2 示范

主要是指为了向参观、学习人员提供示范教学、展示应急能力、普及宣传应急知识而组织的观摩性演习。这种演习通常严格按照应急预案的规定开展。

1.2.3 研究

在一些情况下，新的理念、程序、系统或管理必须进行开发、探索，以及在实施前进行先行测试，这些也可以在演习中完成，如关于新的应急信息系统的检验、新的应急响应策略的检验等。

1.3 演习的类型

"演习"通常宽泛的解释为在模拟情况下进行响应计划和程序的实施。按照演习组织的方式，可分为桌面演习、实战演习；按照演习的范围可分为单项演习、综合演习、联合演习等。每种演习的准备和导控在复杂性、范围、目标上有所不同，不同演习组织形式、内容及目的的交叉组合，可以形成多种多样的演习方式。

1.3.1 桌面演习

桌面演习是指参演人员利用地图、沙盘、流程图、计算机模拟、视频会议等辅助手段，针对事先假定的演习情景，讨论和推演应急决策及现场处置的过程，从而促进相关人员掌握应急预案中所规定的职责和程序，提高指挥决策和协同配合的能力。桌面演习通常在室内完成。

桌面演习主要适用于：①确认、理解和评估新的响应问题；②开发新的响应理念；③尝试新的响应理念或新的响应范围；④使新理念、计划、程序、管理和系统正式化；⑤提高应急状态下相关者之间的相互理解，特别是平时不经常联系的相关者之间（如国际响应）。

桌面演习的关键点包括：①定义桌面演习的目标；②准备清楚的情景，包括相关的数据，使之与演习目标一致；③清晰地定义和准备所有后勤工作，如数据展示、通信、参与人员工具的要求等；④布置房间以使参演人员能够清楚地明白是一次演习而不是会议；⑤确保所有参演人员清楚地理解他们的角色和职责；⑥向参演人员清楚地解释桌面演习应围绕评估和制定应急响应的决策进行，避免成为冗长的讨论。

1.3.2 实战演习

实战演习和桌面演习相对应，是指参演人员利用应急处置涉及的设备和物资，针对事先设置的突发事件情景及其后续的发展情景，通过实际决策、行动和操作，完成真实应急响应的过程，从而检验和提高相关人员的临场组织指挥、队伍调动、应急处置技能和后勤保障等应急能力。实战演习通常要在特定场所完成。

实战演习的主要焦点在于任务和场地资源的协调。实战演习和桌面演习经常采用多种时间模式进行，演习组织者需要在演习时间表中考虑这些因素。

1.3.3 单项演习

单项演习通常指小部分人员在学习过程中设计一些动作练习以保证具备必要的技能和知识，完成非日常的任务如应急辐射监测或者应急通信程序等。单项演习首先可以作为一个训练工具用来发展和保持技能以完成特定的操作或任务；它也可用来评估人员是否受到足够的培训，并让有资质的指导者进行监督和评估。单项演习中通常包含一些专门的与应急预案实施有关的内容，它通常也是一个综合演习的子部分。单项演习首先是为了训练，因此每年需要进行多次。

1.3.4 综合演习

综合演习是指涉及应急预案中多项或全部应急响应功能的演习活动。综合演习注重对多个环节和功能进行检验，特别是对不同单位之间应急机制和联合应对能力的检验。例如，辐射监测和照射评价的组合，由现场监测组将测得的数据提供给技术支持中心或应急指挥机构进行分析，以检查工作程序及信息交流的有效性。

1.3.5 联合演习

联合演习是多部门、多场地联合的协同复杂性联动演习。进行联合演习是密切协同，提高整体应对突发事件能力的好方法。演习中环境部门的主要职责是监测环境污染情况、划定污染区和环境影响评估，其动用的监测力量更多、监测范围更广，重点演习内容是监测力量调度、协调分工、监测信息汇总等方面。

1.4 演习的方式

在演习的准备阶段，决定采用何种演习方式是很重要的。演习方式分为初级方式、中级方式、高级方式。

1.4.1 初级方式

根据演习的具体目的和选定的事故情景，事先编制好演习情景和响应程序的详细说明（脚本）；演习人员根据演习情景的信息与指令按照脚本进行响应操演。初级方式一般用于示范性演习，以向观摩人员展示应急能力或提供示范教学。

1.4.2 中级方式

监控人员可在演习过程中临时调整演习情景的个别或部分信息与指令，使演习人员根据改变了的信息和指令自主进行响应。中级方式一般用于检验性演习，以检验应急预案的可行性、应急准备的充分性以及相关人员的应急处置能力。

1.4.3 高级方式

不事先编制演习响应程序脚本，事故情景与演习情景由监控人员掌握，事先只向演习人员通告事故情景梗概，演习过程中，演习人员根据演习情景的信息与指令，依据应急计划和有关实施程序自主进行响应。高级方式一般用于带有研究性的演习，以研究和解决应急过程中的重点、难点问题，试验新方案、新技术等。

1.5 演习的频率

演习的频率取决于演习的类型和目标。单项演习的频率如前所述，可根据训练需要而定，原则上至少每年一次。综合演习的频率主要考虑以下因素：①需要更换应急预案的主要部分内容；②关键人员的更换（如应急预案中高级管理人员、政府主管官员等）；③主要响应组织间日常接触的程度；④维持训练的需要；⑤以前演习的效果程度。

在实践中综合演习需紧密结合实际优化演习频次，作为指导，原则上至少每五年一次。联合演习参考综合演习频次进行考虑。

1.6 演习的规划

演习与应急响应和准备的开发、维持、改进是一个整体，这个过程包含计划、训练和演习。每个应急组织应准备演习规划。演习规划和训练计划应协调一致并形成一致的结构内容。

演习规划常包含一年计划和长期计划。一年计划应包含以下因素：①对一年计划的目的的目标陈述；②执行的演习类型，如单项演习、桌面演习、实战演习、综合演习；③这些演习暂定的时间表；④参加的组织。

长期计划包含以后几年内进行的演习，应覆盖一个数年的周期（如 5 年），并发送国家管理部门。长期计划也包括小规模演习的要求，但详细的日程表和说明应包含在一年计划中。

在设计长期计划时应考虑如下因素：①在长期计划中应包含应急计划中每个组织的响应目标；②允许根据前面演习的反馈对演习方案进行调整；③一些响应目标需要加大演习频次，如启动、公告、通信程序、灾害评估和公众信息；④情景和事件类型应考虑覆盖可能遇到范围；⑤所有指定人员（包括备份人员）均应在周期内参加过演习。

第 2 章

演习前准备[*]

在一次完整的应急演练活动中，演习前准备工作往往需要的时间最长、工作量最大，演习前准备的情况决定着本次演习的质量。本章首先概述了一个典型的核与辐射事故应急演习的准备过程，然后从演习组织、演习计划、演习方案、演习培训、演习保障五个方面对演习前准备需要考虑的细节进行了描述。

2.1　准备过程概述

准备一个大规模的演习一般需要 6～12 个月，持续时间取决于演习的复杂程度与演习的目标。演习一般需要提前准备的内容包括：①确定演习的范围；②确定多种参演的组织；③确定需要准备的演习数据的数量；④确定可用的人员和组织；⑤确定演习与其他活动相比的优先级。

步骤 1：①指定演习领导小组，确定领导小组的人员结构与职责（具体见 2.2 节）；②制订演习计划（具体见 2.3 节）；③得到演习计划的批复；④给参演的组织分发演习计划。

步骤 2：①指定一个演习情景设计组；②开始设计情景和演习数据，领导小组需要定期审核这些内容，以保证与演习计划保持一致；③开始设计演习导控、评估指南并附评估准则。

步骤 3：①相关专家确认演习情景的可行性，这些专家不能同时是参演人员。②根据演习的日期制订一些相应的训练、小规模演习和其演习计划，指挥与协调人员要充分利用

---

[*] 本章由董淑强编写，岳会国审阅。

桌面演习。如果本次演习是小规模的，或者是为了检查当前的应急准备状态，此过程可以忽略。对于大规模的演习，由于参与的人员很多，进行核应急响应训练的时间有限，所以此步骤是很有必要的。

步骤 4：①进行训练和桌面演习；②确定后勤需求，并开始筹备；③进行宾馆预定和交通安排；④准备好系列媒体简报；⑤确认所有导控人员和评估人员；⑥安排观察人员；⑦一些参演组织可能需要开发内部的演习导则以保证参与演习更加有效率。

步骤 5：①完成情景和演习数据准备；②完成演习导控与评估准则准备；③给导控和评估人员分发导控和评估准则；④为演习人员分发指南。

步骤 6：给每个演习人员及观摩人员分发演习指南。

步骤 7：①演习领导小组举行最末次会议，审核演习情景、数据、导控与评估准则，以及各项演习准备的安排；②同意给媒体的新闻稿件内容；③把后勤安排确定下来，包括模拟设备间、演习人员房间、导控人员房间等；④完成并分发包括模拟协作组织的电话、传真、邮箱清单，这些内容是在演习中需要用到的，模拟电话号码应是经过测试可用的。

步骤 8：①对演习的导控和评估人员进行培训；②对需要靠近设施限制区域的人员进行放射性限制培训；③带领演习导控和评估人员熟悉演习的场所；④确保演习导控与评估人员熟悉他们的导则，得到他们需要的信息；⑤如果需要，对演习的情景和输入条件、数据清单等进行最后的修改。

参演人员可以知道即将到来的演习，但对演习的情景、确切的日期和时间应进行保密。

2.2 演习组织

演习应在相关预案确定的应急领导机构或指挥机构领导下组织开展。演习组织单位要成立由相关单位领导组成的演习领导小组，通常下设策划部、保障部和评估组（图 2-1）。对于不同类型和规模的演习活动，其组织机构和职能可以适当调整。演习准备组织的人员不能参与实际演习，一部分人员可以成为导控和评估组内的核心人员。

2.2.1 演习领导小组

演习领导小组负责应急演习活动全过程的组织领导，审批决定演习的重大事项。演习领导小组组长一般由演习组织单位或其上级单位的负责人担任，副组长一般由演习组织单位或主要协办单位负责人担任，小组其他成员一般由各演习参与单位相关负责人担任。在演习实施阶段，演习领导小组组长、副组长通常分别担任演习总指挥、副总指挥。

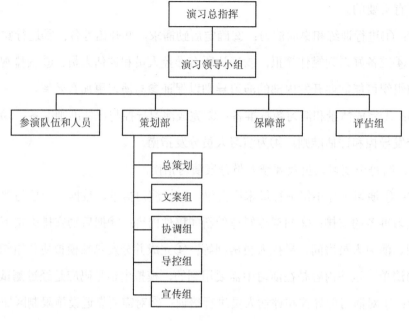

图 2-1 演习组织示意图

2.2.2 策划部

策划部负责应急演习策划、演习方案设计、演习实施的组织协调、演习评估总结等工作。策划部设总策划、文案组、协调组、导控组、宣传组等。

（1）总策划

总策划是演习准备、演习实施、演习总结等阶段各项工作的主要组织者，一般由演习组织单位具有应急演习组织经验和突发事件应急处置经验的人员担任；副总策划协助总策划开展工作，一般由演习组织单位或参与单位的有关人员担任。

（2）文案组

在总策划的直接领导下，负责制订演习计划、设计演习方案、编写演习总结报告以及演习文档归档与备案等；其成员应具有一定的演习组织经验和突发事件应急处置经验。

（3）协调组

负责与演习涉及的相关单位以及本单位有关部门之间的沟通协调，其成员一般为演习组织单位及参与单位的行政、外事等部门人员。

（4）导控组

在演习实施过程中，在总策划的直接指挥下，负责向演习人员传送各类控制消息，引导应急演习进程按计划进行。其成员最好有一定的演习经验，也可以从文案组和协调组抽调，常称为演习导控人员。

（5）宣传组

负责编制演习宣传方案，整理演习信息、组织新闻媒体和开展新闻发布等。其成员一般是演习组织单位及参与单位宣传部门的人员。

2.2.3　保障部

保障部负责调集演习所需物资装备，购置和制作演习模型、道具、场景，准备演习场地，维持演习现场秩序，保障运输车辆，保障人员生活和安全保卫等。其成员一般是演习组织单位及参与单位后勤、财务、办公等部门人员，常称为后勤保障人员。

2.2.4　评估组

评估组负责设计演习评估方案和编写演习评估报告，对演习准备、组织、实施及其安全事项等进行全过程、全方位评估，及时向演习领导小组、策划部和保障部提出意见、建议。其成员一般是应急管理专家或具有一定演习评估经验和突发事件应急处置经验的专业人员，常称为演习评估人员。评估组可由上级部门组织，也可由演习组织单位自行组织。

2.2.5　参演队伍和人员

参演队伍包括应急预案规定的有关应急管理部门（单位）工作人员、各类专（兼）职应急救援队伍以及志愿者队伍等。实际参演的组织和人员配备，应根据实际演习方案的需要来调整，在演习方案审批通过之后，最终的演习组织和人员才得以确立。

参演人员承担具体演习任务，针对模拟事件场景作出应急响应行动。参演人员除得到必要的演习信息外，不应知道具体演习的内容，从而才能检验其应对实战的能力。

2.3　演习计划

在开展演习准备工作前应先制订演习计划。演习计划一般包括演习的目的、范围、方式、时间、地点、日程安排、演习策划领导小组和工作小组构成、经费预算和保障措施等。

演习计划主要内容包括：

①确定演习目的，明确举办应急演习的原因、演习要解决的问题和期望达到的效果等。

②分析演习需求，在对事先设定事件的风险及应急预案进行认真分析的基础上，发现可能存在的问题和薄弱环节，确定需调整的演习人员、需锻炼的技能、需检验的设备、需完善的应急处置流程和需进一步明确的职责等。

③确定演习范围，根据演习需求、经费、资源和时间等条件的限制，确定演习事件类型、等级、地域、参演机构及人数等。演习需求和演习范围往往互为影响。

④演习方式：考虑法律法规的规定、实际的需要、人员具有的经验、需要的压力水平等因素，确定最适合的演习形式。

⑤安排演习准备与实施的日程计划，包括各种演习文件编写与审定的期限、物资器材准备的期限、演习实施的日期等。

⑥编制演习经费预算，明确演习经费筹措渠道。

演习计划编制完成后，应按相关管理要求，呈报上级主管部门批准。演习计划获准后，按计划开展具体演习准备工作。

2.4 演习方案

演习方案由文案组编写，通过评审后由演习领导小组批准，必要时还需报有关主管单位同意并备案。主要内容包括演习目标、演习情景、编写演习方案文件、演习方案评审。

2.4.1 演习目标

演习目标根据演习方案期望达到的响应目标来确定。响应目标是开展行动希望达到的结果。

演习目标不等同于演习目的。一般来说，目的比较抽象，是某种行为活动普遍性的、统一性的、终极性的宗旨或方针。目标则比较具体，是某种行为活动特殊性的、个别化的、阶段性的追求或目标。某一行为活动目的的最终实现依赖于许多隶属的具体行为活动目标的实现。

一般在实际情况中，一个演习不可能检验所有的响应目标，因此，有必要对响应目标进行选择。在一个演习周期中（如 5 年），逐步实现所有响应目标的检验。

在演习中经常出现一种过热趋势，即在演习中设置尽可能多的演习目标，这是不提倡的。更好的设置是聚焦一些重要的目标，特别是在过去发现的薄弱环节，这样可以保证经验教训被充分吸收并实践。

2.4.2 演习情景

演习情景要为演习活动提供初始条件，还要通过一系列的情景事件引导演习活动继续，直至演习完成。演习情景主要包括演习情景概述和演习事件序列，关于演习情景设计的详细描述可参见第 3 章。

（1）演习情景概述

要对每一处演习场景进行概要说明，主要说明事件类别，发生的时间地点，发展速度、强度与危险性，受影响范围，人员和物资分布，已造成的损失，后续发展预测，气象及其他环境条件等。

（2）演习事件序列

要明确说明演习过程中各场景的时间顺序列表和空间分布情况。演习场景之间的逻辑关联依赖于事件发展规律、控制消息，以及演习人员收到控制消息后采取的行动。

2.4.3 编写演习方案文件

演习方案文件是指导演习实施的详细工作文件。根据演习类别和规模的不同，演习方案可以编为一个或多个文件。编为多个文件时可包括演习人员手册、演习导控指南、演习宣传方案、演习脚本等，分别发给相关人员。对涉密应急预案的演习或不宜公开的演习内容，还要制定保密措施。

（1）演习人员手册

内容主要包括演习概述、组织机构、时间、地点、参演单位、演习目的、演习情景概述、演习现场标识、演习后勤保障、演习规则、安全注意事项、通信联系方式等，但不包括演习细节。演习人员手册可发放给所有参加演习的人员。

（2）演习导控指南

内容主要包括演习情景概述、演习事件清单、演习情景说明、参演人员及其位置、演习导控规则、导控人员组织结构与职责、通信联系方式等。演习导控指南主要供演习导控人员使用。

（3）演习宣传方案

内容主要包括宣传目标、宣传方式、传播途径、主要任务及分工、技术支持、通信联系方式等。

（4）演习脚本

对于重大综合性示范演习，演习组织单位要编写演习脚本，描述演习事件场景、处置行动、执行人员、指令与对白、视频背景与字幕、解说词等。

2.4.4 演习方案评审

对综合性较强、风险较大的应急演习，评估组要对文案组制定的演习方案进行评审，确保演习方案科学可行，以确保应急演习工作的顺利进行。

2.5 演习培训

为了保证演习的顺利实施，所有演习参与人员都要经过应急基本知识、演习基本概念、演习现场规则等方面的培训。对导控人员要进行岗位职责、演习过程控制和管理等方面的培训；对评估人员要进行岗位职责、演习评估方法、工具使用等方面的培训；对参演人员要进行应急预案、应急技能及个体防护装备使用等方面的培训。

2.6 演习保障

2.6.1 人员保障

演习参与人员一般包括演习领导小组、演习总指挥、总策划、文案人员、导控人员、评估人员、保障人员、参演人员、模拟人员等，有时还会有观摩人员等。在演习的准备过程中，演习组织单位和参与单位应合理安排工作，保证相关人员参与演习活动的时间；通过组织观摩学习和培训，提高演习人员的素质和技能。

2.6.2 经费保障

演习组织单位每年要根据应急演习规划编制应急演习经费预算，纳入该单位的年度财政（财务）预算，并按照演习需要及时拨付经费。对经费使用情况进行监督检查，确保演习经费专款专用、节约高效。

2.6.3 场地保障

根据演习方式和内容，经现场勘察后选择合适的演习场地。桌面演习一般可选择会议室或应急指挥中心等；实战演习应选择与实际情况相似的地点，并根据需要设置指挥部、集结点、接待站、供应站、救护站、停车场等设施。演习场地应有足够的空间，良好的交通、生活、卫生和安全条件，尽量避免干扰公众生产生活。

2.6.4 物资和器材保障

根据需要，准备必要的演习材料、物资和器材，制作必要的模型设施等，主要包括：

①信息材料：主要包括应急预案和演习方案的纸质文本、演示文档、图表、地图、软件等。

②物资设备：主要包括各种应急抢险物资、特种装备、办公设备、录音摄像设备、信息显示设备等。

③通信器材：主要包括固定电话、移动电话、对讲机、海事电话、传真机、计算机、无线局域网、视频通信器材和其他配套器材，尽可能使用已有的通信器材。

④演习情景模型：搭建必要的模拟场景及装置设施。

2.6.5 通信保障

应急演习过程中应急指挥机构、总策划、导控人员、参演人员、模拟人员等之间要有及时可靠的信息传递渠道。根据演习需要，可以采用多种公用或专用通信系统，必要时可组建演习专用通信与信息网络，确保演习控制信息的快速传递。

2.6.6 安全保障

演习组织单位要高度重视演习组织与实施全过程的安全保障工作。大型或高风险演习活动要按规定制定专门应急预案，采取预防措施，并对关键部位和环节可能出现的突发事件进行针对性的演习。根据需要为演习人员配备个体防护装备，购买商业保险。对可能影响公众生活、易于引起公众误解和恐慌的应急演习，应提前向社会发布公告，告示演习内容、时间、地点和组织单位，并做好应对方案，避免造成负面影响。

演习现场要有必要的安保措施，必要时对演习现场进行封闭或管制，保证演习安全进行。演习出现意外情况时，演习总指挥与其他领导小组成员会商后可提前终止演习。

第3章

演习的情景设计[*]

演习情景事件是为演习而假设的一系列突发事件，为演习活动提供初始条件并通过一系列的情景事件，引导演习活动继续直至演习完成。其设计过程包括确定原生突发事件类型、请专家研讨、收集相关素材、结合演习目标设计备选情景事件、研讨修改确认可用的情景事件、确定各情景事件细节。演习情景事件设计必须做到真实合理，在演习组织过程中需要根据实际情况不断修改完善。本章详细描述在核与辐射事故应急演习情景设计部分需要考虑的一些内容。

3.1 演习情景

在情景设计开始时，首先定义好一个情景的大纲，并与应急演习的多个演习目标相对应。根据演习范围，演习情景往往需要分成几个部分，每一个部分由专门的小组开发。

演习情景应实现对应急响应人员在模拟的应急状况下的判断能力、知识水平以及应急响应能力的检验。为了保证情景能够达到预定的演习目标，模拟的应急情景应提供与真实应急过程中同样的信息类型、格式和序列。

情景大纲应是合理的、符合实际的，能够保证所有的演习目标得到检验。一旦一个情景大纲得到同意，就可以进行更深入的开发与情景文件准备。

---

[*] 本章由吴彩霞编写，岳会国审阅。

3.2 演习情景要素

通常，一个情景大纲应包括初始状态、整体描述、突发事故情景、主要事件与时间轴、导控单序列。

在模拟的应急信息中还可以包括一些非重要的信息，如大量的、非重要的、需要演习人员去筛选的数据，恶劣的工作条件、恶劣的天气状况、媒体压力等。这些会给演习人员增加演习难度。

3.2.1 初始状态

初始状态应交代演习的初始条件以及演习的背景情况，并能反映真实的情况。详细的程度应取决于后面演习情景的需要。

初始状态应包括（但不限于）以下方面：设施的状态（如工作状况、维修日程等）、设施的历史、设施的条件、所有员工的安排、设备状态、道路条件、天气条件。

3.2.2 整体描述

情景的整体描述是对情景的一个快速总体概述，它一般采用陈述性的格式对情景中的主要事件进行概括。它是一个"故事"，包含了在演习中涉及的主要事件。这种情景描述主要是为了那些缺乏技术储备、背景知识的演习人员或组织者更好地理解情景的技术环节。

3.2.3 突发事故情景

突发事故情景是给出导致产生应急状态的错误或事故、事件。例如，初始事件（如道路事故、火灾、人为失误等）、导致发生事故的设施状态、连续的元件故障。

突发事故情景的开发主要围绕关键事件。突发事故一般与一些不大可能发生的事情有关。考虑到应急响应方案一般是应对一些不太可能发生的极端事件，因此是可以接受的，但应更多考虑一些发生可能性较大的事件。

3.2.4　主要事件与时间轴

主要事件是指为了达到所有的演习目标必须发生的事件。时间轴是指为了保证参与组织做出适当的响应行动而必须规定的事件发生的时间。

假如需要模拟事故导致产生放射性污染，主要的事件需要导控员提供事件输入与模拟污染数据，并在演习过程中，采取纠偏行动以避免演习偏离演习的时间轴。

3.2.5　导控单序列

导控单序列是按照时间顺序排列的主要演习事件序列。它是导控人员的一个工具。导控单序列控制着演习的节奏，并包含以下信息：序列号，输入条件提供的时间，递送的信息、数据或行动，注解（如果需要）。

3.3　演习情景的验证

在情景设计最后完成前，需对其进行验证。情景的验证需要在专家的帮助下对其进行核对并批准工作的完成。在验证情景有效的时候，首先需要解释情景设计的方法、演习的类型和目标。在讨论与情景相关的安全问题时需要相关专家参与，在确认情景有效的过程中，相关信息应注意不让参演人员知晓。

3.4　演习数据

演习数据的提供有多种形式，一个重要的原则是采用方法保证数据尽量接近真实。它们提供信息，用来评估事故的严重性或者后果影响，并决定减缓情况需要采取的响应行动。

数据形式包括信息、表格、图表、图像、地图等。在演习过程中会用到多种形式的数据，它们可分为三个种类：放射性相关数据、气象数据、其他数据。

演习手册中，不可或缺的数据包括：在应急中演习人员需要用到的数据；为了符合演习目标而必需的数据；为保证演习的真实性而必要的数据。

3.4.1 放射性相关数据

根据演习的范围，往往需要大量的放射性相关数据，但每个演习不一定需要全部类型的数据，需要根据演习的目标来决定需要的数据。

（1）剂量率数据

确定辐射污染区域的剂量率以及随时间的变化是非常重要的，这样可以确定演习的真实程度。

剂量率可以从一个简单的设施模型或事故场所模型得到。空气污染产生的剂量率可以从体源活度到周围环境外照射剂量率的转换因子估算。未屏蔽源产生的剂量率可以从简单的点源模型并考虑源到接收者之间的屏蔽效应后计算得到。

（2）表面污染数据

当存在污染扩散时，需要模拟污染发生的位置和测量的数据。有两类测量数据需要模拟：周围环境剂量率（按照与污染源不同的距离，如 1 m、50 cm、2 cm 等进行）、污染监测仪读数。第一类数据可以按照前面介绍的方法来生成；第二类数据可以根据假设的污染源释放数量以及污染面积，并结合所使用设备的灵敏度以及测量位置进行估算。

（3）空气中的核素浓度

如果演习中涉及放射性物质在空中释放，那么需要给出空中的放射性核素浓度，以及其随时间的变化。这些数据可以根据源项的大小以及假设的源的释放份额对其进行估算。

我们可以依据空中的放射性核素浓度来产生模拟的环境周围剂量率读数，并决定空气采样测量方式。模拟的放射性核素浓度读数需要考虑采用的设备以及取样过程的影响（如采样的速率以及持续的时间，在测量环境中是否存在环境屏蔽等）。

（4）局部污染数据

局部污染数据包括表面污染读数和距地面 1 m 高的周围剂量率。这些数据是所有类型演习需要的。由于人员和车辆也传播污染，可以利用磷光粉模拟污染，以追踪污染的传播和演习参与者行动的效率。

如果是由一个放射源带来的污染，可以根据源的活度、释放因子以及污染的面积来模拟污染水平。这需要演习设计者去判断，设计模拟污染的面积，并考虑随时间的变化。

当污染是由原来受污染的区域扩散到没有受污染的区域时，污染的水平取决于现在受污染区域的总污染程度以及进出该区域的交通工具数量。这尽管需要做一些判断，但不需要很精确。数据能够具有足够的代表性和与实际一致的模拟水平来检验应急响应人员处理污染的能力就足够了。

（5）辐射源产生剂量率

当演习需要涉及未屏蔽的源时，需要提供模拟的剂量率数据。它可以通过简单的点源模型以及源与测量位置的距离的屏蔽效应来进行计算。响应者到达地点的剂量率也是需要提供的。

（6）公众的污染数据

公众和车辆的污染数据一般不用准确。它取决于公众和车辆在放射性物质开始泄漏的时候所在的位置以及它的行驶路线。污染水平常取决于演习的目标。因此，它本质上是比较任意的，但必须与演习目标一致。

（7）应急人员剂量

如果演习需要启动剂量控制程序（即应急人员周期性地监测自己所受的剂量），那需要提供模拟的剂量数据。剂量数据应该与演习目标一致。例如，当演习人员受到高剂量照射需要进行替换时，一个重要的触发事件就是参演人员的剂量接近撤离限值。

模拟剂量数据是非常困难的，因为在设计演习的时候很难知道应急人员在什么地方花费时间较多，个人行为对接受的剂量影响很大。因此，在演习过程中，提供个人剂量数据需要导控人员进行快速的思考与即兴发挥。准确性不是很重要。例如，在演习过程中，一个应急人员如果被确定剂量数据高时，导控者给他提供的所处的周围环境剂量率的读数以及所处的时间必须能与该结果一致。由于剂量是随时间增加的，导控者提供的剂量数据还应随时间变化以符合真实情况。

（8）局限性

所有用来计算辐射数据的工具都是有局限性的。它们都建立在理想的模型上，不能完全反映真实情况，这需要考虑一些随机因素对数据的影响。相比于准确性，一致性的重要性会更大一些。

同样地，导控者用来显示数据的工具也有局限性，因此，对导控者进行一些培训也是必要的，他们需要能够快速地操作大量的复杂数据，必要时，还需要对数据进行解释。

3.4.2 气象数据

气象条件具有不确定性。在大多数情况下，可以用预报模拟，或者用指定的气象条件。

利用实时的气象数据可提高真实性，可以检验部门间的实时交流，以及气象数据在信息交换和决策过程中发挥的作用。使用实时气象数据意味着模拟的辐射数据也需要实时生成。

当在单项或者综合的演习情景中，需要给参演人员一个确定的气象条件时，一种方法是采用在演习的时间段中当地占多数的气象条件，这种方法可以让数据分析人员通过向气象部门咨询，并利用粗略的信息去分析放射性物质释放的情景数据，预测场外放射性环境条件的变化。

3.4.3 其他数据

还有一些其他数据也可能需要，例如，道路条件，人口统计资料，地形资料，医疗条件，媒体和其他模拟的组织的互动，其他组织的响应，政府的响应。这些数据需要高度的灵活，并考虑在演习中进行专门的响应。

3.4.4 数据报送

演习中有多种数据的报送方式，可以通过电话、传真、公告以及其他通信方式，内容应包括发起人、接收人、报送方式、报送时间、信息内容等。

第 4 章

演习的实施[*]

演习的实施是对演练方案付诸行动的过程，是整个应急演习程序中的核心环节。演习的实施具体包括演习前检查、演习启动、演习执行、演习的结束与终止。本章详细描述了上述过程需要考虑的一些内容。

4.1　演习前检查

在演习活动启动前，负责组织演习的相关人员应对演习所用的设备设施等情况进行检查，确保其正常工作。导演组成员完成事故应急演习准备，以及对演习方案、演习场地、演习设施、演习保障措施的确认后，应在演习前夕召开除参演人员在内的导控人员、评估人员、保障人员的对接会。

演习实施当天，尽量使参演人员在正常工作岗位上，避免参演人员提前到位。因情景时间的限制，参演人员没有足够的时间进行响应和恰当地验证其职责时，可以允许提前到位，以保证和演习目标一致。为避免时间上的冲突和可能造成的混乱，应将到位时间与地点以及开始行动所必需的所有相关信息通知需提前到位的人员。

4.2　演习启动

当演习目的和作用不同时，演习启动形式也有所差异。示范性演习一般由演习总指

---

* 本章由吴彩霞编写，杨斌审阅。

挥宣布演习开始并启动演习活动，检验性和研究性演习一般由总导控宣布演习开始并启动演习活动。

4.3 演习执行

4.3.1 演习指挥与行动

①演习总指挥负责演习实施全过程的指挥控制。当演习总指挥不兼任总策划时，一般由总指挥授权总策划对演习过程进行控制。

②按照演习方案要求，应急指挥机构指挥各参演队伍和人员，开展对模拟演习事件的应急处置行动，完成各项演习活动。

③演习导控人员应充分掌握演习方案，按总策划的要求，熟练发布控制信息，协调参演人员完成各项演习任务。

④参演人员根据控制消息和指令，按照演习方案规定的程序开展应急处置行动，完成各项演习活动。

⑤模拟人员按照演习方案要求，模拟未参加演习的单位或人员的行动，并做出信息反馈。

4.3.2 演习过程控制

总策划负责按演习方案控制演习过程。

（1）桌面演习过程控制

在讨论式桌面演习中，演习活动主要是围绕对所提出的问题进行讨论。由总策划以口头或书面形式，部署引入一个或若干个问题。参演人员根据应急预案及有关规定，讨论应采取的行动。

在角色扮演或推演式桌面演习中，由总策划按照演习方案发出导控消息，参演人员接收到事件信息后，通过角色扮演或模拟操作，完成应急处置活动。

（2）实战演习过程控制

在实战演习中，要通过传递控制消息来控制演习进程。总策划按照演习方案发出导控消息，导控人员向参演人员和模拟人员传递导控消息。参演人员和模拟人员接收到信息后，按照发生真实事件时的应急处置程序，或根据应急行动方案，采取相应的应急处置行动。

导控消息可由人工传递，也可用对讲机、电话、手机、传真机、网络等方式传送，或者通过特定的声音、标志、视频等呈现。演习过程中，导控人员应随时掌握演习进展情况，并向总策划报告演习中出现的各种问题。

4.3.3　演习记录

演习实施过程中，一般要安排专门人员，采用文字、照片和音像等手段记录演习过程。文字记录一般可由评估人员完成，主要包括演习实际开始与结束时间、演习过程控制情况、各项演习活动中参演人员的表现、意外情况及其处置等内容，尤其要详细记录可能出现的人员"伤亡"（如进入"危险"场所而无安全防护，在规定的时间内不能完成疏散等）及财产"损失"等情况。

照片和音像记录可安排专业人员和宣传人员在不同现场、不同角度进行拍摄，尽可能全方位反映演习实施过程。

4.3.4　演习宣传报道

演习宣传组按照演习宣传方案做好演习宣传报道工作。认真做好信息采集、媒体组织、广播电视节目现场采编和播报等工作，扩大演习的宣传教育效果。对涉密应急演习要做好相关保密工作。

4.4　演习结束与终止

演习完毕，由总策划发出结束信号，演习总指挥宣布演习结束。演习结束后所有人员停止演习活动，按预定方案集合进行现场总结讲评或者组织疏散。保障部负责组织人员对演习场地进行清理和恢复。

演习实施过程中出现下列情况，经演习领导小组决定，由演习总指挥按照事先规定的程序和指令终止演习：①出现真实突发事件，需要参演人员参与应急处置时，要终止演习，组织参演人员迅速回归其工作岗位，履行应急处置职责；②出现特殊或意外情况，短时间内不能妥善处理或解决时，可提前终止演习。

第5章

演习的导控与评估[*]

在应急演习中一般除参演人员外，还需要设置导控人员与评估人员，分别负责演习进程的控制和对演习效果的评价与总结，他们对演习目标的达成具有重要意义。本章对演习导控与评价的目的、岗位设置、导控与评价的方法等进行了描述。

5.1 演习导控

为了保证演习目标的实现，不偏离演习既定的情景设计，需设置演习导控人员。

5.1.1 导控岗位设置

为了保证演习的顺利实施，并能体现所有参演人员的自主响应，从而达到对能力检验的目的，在应急指挥部设立导控组长，统一指挥协调各导控员导控工作。对于演习情景中设计的每一个主要响应地点或设施，均应设立一名导控员，以保证每一个地点的演习能够遵守情景事件和事件的时间进程。

5.1.2 导控职责

为参演人员提供演习进程信息，管控演习过程；导控人员有权按照所制定的演习情景向参演人员发送相应的信息和指令。

导控人员引导演习沿规定的情景发展，在可能发生威胁或者偏离进程时，及时向导控

---

[*] 本章由张艳霞编写，杨斌审阅。

组长报告，在导控组长指导下对演习人员进行适当干预，以达到演习的目标。

5.1.3　导控注意事项

导控人员尽可能少地影响演习参演人员，尽可能以不明显的方式提供信息。如果演习信息通过电话传递，尽量用实际的电话；如果演习信息用演示板提供，尽量用合适的文字描述；不要与演习人员长时间讨论、解释数据；仅在需要的情况提供说明；仪表或设备关闭的情况下不要提供数据。

5.1.4　偏离演习进程导控操作

特殊情况下，演习会偏离情景事件。例如，参演人员超出导控人员和脚本开发团队设计，发现未预期的解决方案。这种情况有可能扰乱整个事件发展，需要导控人员进行干预。如果已经成为事实，导控人员将不得不认可参演人员的成果，并解释演习目的，应认定为参演人员演习失败。如果未成为事实，导控人员可注入附加事件发展，以使演习回到正常轨道。在任何情况下，只有导控组长有权利允许背离脚本。

如果演习背离正常轨迹，导控人员应立即汇报导控组长，导控组长将调整时间轴或者事件序列指导所有受影响的导控人员。所有导控人员都应做到对演习目标心中有数。

5.2　演习评估

演习评估是指通过观察和记录演习活动、比较参演人员表现与演习目标要求并提出演习发现问题的过程。评估是应急准备工作的基本组成部分。

5.2.1　评估目的

评估是更好地发现应急响应能力存在缺陷和薄弱环节的有效方法，是评判一个组织是否达到应急响应目标的重要判断方式，其目的是确认演习是否达到预期效果，能否真实地检验应急准备状况和应急响应能力。

5.2.2　评估组组成

评估分演习组织内部的自评估和评估组的外部评估。评估组应按演习目标、演习地点和演习组织安排适当的评估人员。

省级辐射事故应急演习，一般由国家核安全局派出评估组，事后给出评估报告。

5.2.3 评估准则

评估组在评估过程中应对每一目标设立评估准则，若某个目标的评估准则已完全验证，则该目标确定为"达到"。若评估准则的实质部分未完全验证，则该目标被确定为"没有达到"。若情景不能为参演人员提供机会来验证他们的能力是否满足目标要求，该目标被确定为"没有被验证"。

5.2.4 评估内容

5.2.4.1 演习前的检查

（1）对应急组织及人员培训情况的检查

①应急人员变动情况在应急计划或执行程序中是否及时修改；

②应急人员联系方式的变化是否在程序中予以修正；

③初次上岗应急人员是否经过应急知识和技能培训，对其他应急工作人员是否认真执行了定期培训制度；

④应急相关设施设备是否齐全且处于良好可用状态。

（2）演习情景设计的审查

①是否达到所需的应急状态；

②是否按演习目的要求启动所需范围的应急组织、应急设施和设备；

③源项及事件序列合理性；

④是否给参演人员的应急响应留有适当的灵活性；

⑤确保核与辐射安全。

5.2.4.2 演习期间的检查

①情景设计是否证明了该情景设计的合理性；

②检验性演习中，应急组织的启动是否及时，各岗位应急工作人员对自己承担的职责是否熟悉，响应是否正确；

③各种应急设施是否按应急程序要求及时启动，各种应急设备是否处于良好可用状态；

④各应急组织间配合是否协调，信息交换是否顺畅、充分；是否正确执行了应急报告

制度；

⑤各应急岗位文件、资料是否齐全有效。

5.2.5 评估报告

演习结束后，内外评估组均应召开评估会议，汇总各评估员的意见，形成并提交评估总结报告。

自评估总结通常是参演单位组织所有参演人员，针对演习的过程，全方位地总结演习的亮点与不足；外评估总结是不参与演习的外部评估组从第三方的角度对整个演习过程的总结。

演习总结报告的内容包括：演习目的、演习时间和地点、参演单位和人员、演习方案概要、发现的问题与原因、经验和教训，以及改进有关工作的建议、改进计划、落实改进责任和时限等。

5.2.6 改进行动

对演习的评估可以确定应急计划和准备中需要改进或强化的地方。在对演习的评估中，通常会对需要改正的缺点、问题或弱点提出建议。应急组织有职责去核实评估报告，并决定是否接受改进行动。

改进行动通常包括：①更换应急计划和程序中的一些任务或职责，更有效地响应目标和程序以及技术细节等；②更新升级设施、设备、评估工具和材料信息；③加强训练、练习和演习方案中薄弱的地方。

应有针对性地制定改进行动方案，内容应包括：任务内容、责任人、实施时间表。实施时间表应取决于响应计划和行动的类别，表 5-1 是一个基于不同缺陷类别的改进行动时间表的例子。

表 5-1 改进行动时间表

缺陷分类	改进行动完成时间
严重的	1 个月内制定解决方案，3 个月内完成整改行动
重要的	1 个月内制定解决方案，6 个月内完成整改行动
次要的	3 个月内制定解决方案，一年内或下次方案修订时完成整改行动

5.2.7　跟踪检查与反馈

演习结束之后，演习组织单位和参与单位应指派专人，按规定时间对改进情况进行监督检查，确保本单位对自身暴露出的问题做出改进。

第6章

应急监测方案[*]

通常，在辐射事故应急演习中，应急监测是演习的重点内容之一。监测人员通过监测设备得到事故现场污染的范围、程序，释放的放射性核素等信息，将其报送至应急指挥部，供应急指挥人员评估事故后果、做出应急决策使用。监测人员在开展监测活动时，首先应制订应急监测方案。

6.1 制定原则

核（辐射）事故应急监测的一个最基本的要求是快速、灵活。因此，相对于常规监测，应急监测方案的制定应该特别注意以下两个方面：①需要有足够快的监测速度，应急监测对速度的要求一般要比对常规监测更高，尤其是在事故早期。在事故早期，对取样代表性和测量精度的要求只能在权衡必要的监测速度的前提下实现。②尽可能注意监测值的时空分布与释放源项的相关性。

需要指出的是，尽管有以上原则，但一个具体的应急监测方案与其事故发生的具体情况以及对应的监测组织是紧密联系的。在制定过程中，需要根据当地情况、事故的阶段、监测的目的进行相应的考虑。

6.2 主要内容与格式

应急监测活动开展前应编制正式的应急监测方案，其作用不仅在于指导开展现场的应

---

[*] 本章由董淑强、向辉云、张东栋编写，岳会国审阅。

急监测工作，还在于这些报告可以为重要事故信息提供证据资料，事故信息包括总的描述、位置、日期、涉及的人员、照射/污染的估计、环境情况和事故的初始情况。这些报告也可作为事故研究的基础，以确定原因和后果，以及为预防未来事故提供有用的信息。

一个应急监测方案应包括以下主要内容：事故概况、监测目的、监测范围、监测组织、监测内容、监测布点。

（1）事故概况

①事故位置：国家、省、市、行政区域、设施、实验室等。

②事故日期和时间。

③事故环境：核设施、辐照设施、同位素产品、工业辐射照相、医疗诊断/治疗，核研究与发展、运输、公告产业、军事、其他等。

④源或辐射装置：密封源、非密封源、X 射线装置、加速器等。

⑤辐射类型：γ射线、β射线、γ射线和中子混合、X 射线、α射线等。

（2）监测目的

①为事故分级提供信息；

②为决策者在依据操作干预水平（OILs）采取防护行动和进行干预决策方面提供帮助；

③为防止污染扩散提供帮助；

④为应急工作人员的防护提供信息；

⑤准确和及时地提供有关辐射应急所造成的危险水平和程度的数据；

⑥确定危险的范围和持续时间；

⑦提供有关危险的物理和化学特性方面的细节；

⑧验证补救措施（如去污程序等）的效能。

在现场，可根据事故初步情况，对上述目的进行分析筛选，并据此制定监测内容。

（3）监测范围

按照监测目的、事件初步情况对需要进行监测的地域范围、介质范围、人员范围进行描述。

（4）监测组织

对现场监测的组织机构、职责进行描述。

（5）监测内容

对进行监测的项目，监测的方法和标准、采用的仪器及其主要指标，监测的频次等进行描述。

（6）监测布点

根据监测项目、方法等，对现场空气吸收剂量率、累积剂量测量点位，以及空气、土壤、水、生物等环境介质取样点点位进行示意图描述。

6.3 应急监测方案示例

由于辐射事故呈多样性，与之对应的应急监测方案也应进行针对性的设计。通常的原则是首先保障现场人员的安全，其次尽快确定辐射的危害与范围，并为辐射源的处置提供借鉴。下面举两个辐射事故应急监测方案，以供方案制订者参考。

6.3.1 ^{90}Sr/^{90}Y 皮肤敷贴器遗失事故监测方案

（1）事故概况

某医院核医学科开展皮肤敷贴治疗项目，该皮肤敷贴器使用 1 枚 V 类 ^{90}Sr/^{90}Y 源，出厂活度为 1.55×10^9 Bq。由于该治疗项目开展的次数较少，且由于核医学科场所限制，工作人员将放射源存放于距离核医学科稍远的库房中，需要使用时，再从储藏室取出。直至×××年××月××日，核医学科工作人员前往储藏室取源时，发现放射源不在专用的储藏室中。^{90}Sr 为β源，半衰期为 28.1 年，分支比为 100%。

（2）监测目的

①确定事故的源项信息与影响程度，为事故分级提供信息；

②根据监测结果，为应急工作人员的防护提供信息；

③核查事故的污染范围，必要时进行清污，防止污染扩散。

（3）监测范围

根据现场情况，对放射源使用及暂存场所周围进行地毯式排查与监测。在确定放射源位置，现场对放射源进行处置转移后，再次进行α、β表面污染监测，根据监测结果判断是否需要清污。

（4）监测组织

应急指挥中心根据事故现场情况组织应急人员，主要分为现场工作组、医疗组、后勤保障组等。其中，现场工作组主要分为 3 个小组，1 组负责现场的人员撤离与防护，2 组负责放射源的搜寻，3组负责放射源的处置和清污。

（5）监测内容

应急监测人员按相关技术规范要求开展监测工作，监测内容如表6-1所示。

表6-1　监测内容

序号	监测对象	监测项目	测量频次	监测方法	监测仪器	监测仪器指标
1	γ辐射水平	γ辐射剂量率	连续	《环境地表γ辐射剂量率测定规定》（GB/T 14583—1993）	γ剂量率仪（型号为AT1123型等）	能量响应为15 keV～10 MeV，量程为50 nSv/h～10 Sv/h
2	地表	α、β表面污染水平	连续	表面污染测定　第1部分：β发射体（$E_{\beta max}>$ 0.15 MeV）和α发射体（GB/T 14056.1—2008）	表面沾污仪（型号为LB124等）	α探测效率≥20% ^{241}Am源，α本底≤3 cps*；β探测效率≥28% ^{60}Co源，β本底≤5 cps
3	人员	α、β表面污染水平	—			
4	人员	外照射个人累积剂量	1次	《个人和环境监测用热释光剂量测量系统》（GB/T 10264—2014）	LiF（Mg、Cu、P）TLD探测器	能量响应为<20%（光子能量在30 keV～1.3 MeV），线性范围为100 nGy～12 Gy
					微机热释光剂量读出器	线性范围为100 μGy～4 Gy，<10%

注：* cps为每秒计数值。

（6）监测布点

此次事故应急监测中，分为放射源搜寻监测与放射源处置后现场监测。

①放射源搜寻监测。

工作人员持 X-γ辐射剂量率监测仪，对放射源使用场所（核医学科）及暂存场所周围进行地毯式排查，查找丢失的放射源位置，监测方式为在划分成的多个 5 m×5 m 网格区域进行巡测。为使监测点位标注清晰，在绘制监测布点图时，将α、β表面污染监测点位与γ辐射空气吸收剂量率监测点位布设一致。放射源搜寻监测点位布设图见图 6-1。

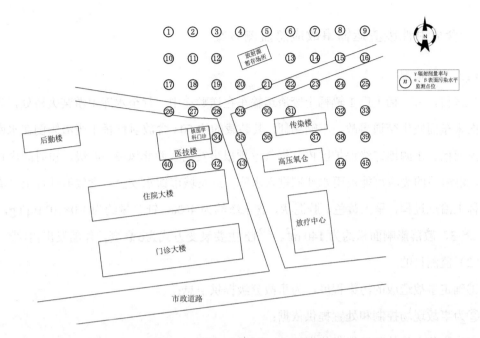

图 6-1　放射源搜寻监测点位布设图

②放射源处置后现场监测。

在放射源处置并转移出遗失现场后，在该场所进行α、β表面污染监测，确认场所是否受到污染，必要时进行清污处理。处置后表面污染监测点位布设图见图 6-2。

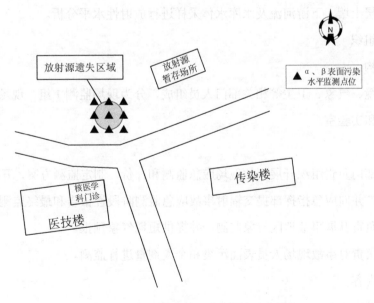

图 6-2　处置后表面污染监测点位布设图

6.3.2　含放射性废渣运输事故应急监测方案

（1）事故概况

××日，××稀土厂1辆稀土废渣运输车在送贮途中，行至水库上游某大桥处，为躲避对面来车而发生交通事故，车辆侧翻，其装载的约50 t含放射性稀土废渣倾倒在水库上游支流河槽、水源地二级保护区内。据气象预报事发地区西北风3～4级，短时间内将有降雨，淋溶后的废渣可能被雨水冲刷进入水库，危及城市饮水安全。含放射性稀土废渣产生于稀土冶炼过程，呈土黄色、胶泥状，含水率约为40%，钍含量约为1.0×10^4 Bq/kg，pH值为2～3，散落影响面积约为140 m^2。^{232}Th主要衰变方式为α衰变，伴随发出γ射线。

（2）监测目的

①确定事故造成的污染程度，为事故分级提供信息；

②为事故现场控制和处置提供依据；

③为应急人员的防护提供依据；

④确定处置后现场环境恢复至本底水平；

⑤准确、有效地提供事故现场监测数据，及时掌握事故现场辐射环境状况。

（3）监测范围

对事故现场废渣散落处及周边进行γ剂量率监测，对事故现场及周边空气、散落的废渣、地表及深层土壤、下游河流及水库水体采样进行放射性水平分析。

（4）监测组织

①组织机构：

由生态环境、气象、卫生等相关部门人员组成，分为现场监测1组、现场监测2组、现场监测3组和实验室。

②职责：

生态环境部门负责组织开展事故现场应急监测和评价，制定监测方案，开展先期监测及恢复后监测，并向应急指挥部提交辐射事故应急监测阶段性报告和最终监测报告。

气象部门负责开展事故地区气象监测，并提供短期气象预报。

卫生部门负责对事故现场人员表面污染和个人剂量进行监测。

（5）监测内容

监测内容见表6-2。

表 6-2　监测内容

序号	监测对象	监测项目	测量频次	监测方法	监测仪器	监测队伍
1	γ辐射水平	γ辐射剂量率	瞬时	《环境地表γ辐射剂量率测定规定》（GB/T 14583—1993）	γ剂量率仪	现场监测1组
2		γ辐射连续测量率	连续	《环境地表γ辐射剂量率测定规定》（GB/T 14583—1993）	车载高压电离室	现场监测2组
3	地表	α、β表面污染	2次	表面污染测定　第1部分：β发射体（$E_{\beta max}>0.15\ MeV$）和α发射体（GB/T 14056.1—2008）	表面沾污仪	现场监测1组
4	空气	气溶胶总α、总β	连续	《气溶胶总α、总β监测实施细则》（FJ/ZY/XZ 27—2014）	移动式气溶胶α/β放射性监测仪	现场监测2组
5	土壤	^{232}Th、总α、总β	2次	《辐射环境监测技术规范》（HJ/T 61—2001）、《土壤中放射性核素的γ能谱分析方法》（GB 11743—2013）、《水质　总α放射性的测定　厚源法》（HJ 898—2017）、《水质　总β放射性的测定　厚源法》（HJ 899—2017）	高纯锗γ谱仪，低本底α、β测量仪	现场监测1组、实验室
6	地表水	Th、总α、总β	2次	《辐射环境监测技术规范》（HJ/T 61—2001）、《水中钍分析方法》（GB 11224—1989）、《水质　总α放射性的测定　厚源法》（HJ 898—2017）、《水质　总β放射性的测定　厚源法》（HJ 899—2017）	紫外可见分光光度计，低本底α、β测量仪	现场监测2组、实验室
7	气象条件	天气现象、降水量、温度、风向、风速	连续	—	自动气象仪	现场监测3组
8	人员	α、β表面污染	—	表面污染测定　第1部分：β发射体（$E_{\beta max}>0.15\ MeV$）和α发射体（GB/T 14056.1—2008）	表面沾污仪	现场监测3组

（6）监测布点

此次事故应急监测分为处置前监测和恢复后监测，监测点位如图6-3和图6-4所示。

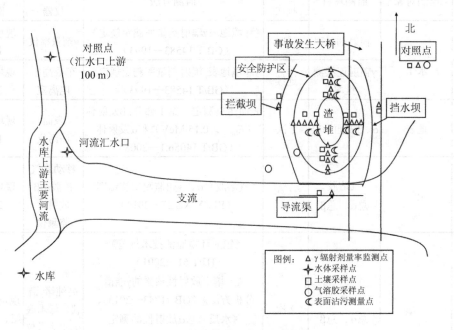

图6-3　处置前监测布点示意图

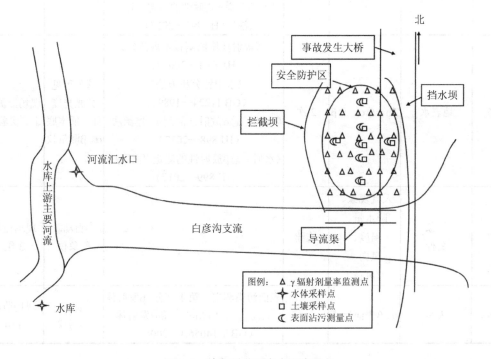

图6-4　恢复后监测布点示意图

6.4 辐射事故分级

根据源项、应急监测数据等提供的必要信息，可以对事故进行分级，进而确定应急响应的程度。在《放射性同位素与射线装置安全和防护条例》以及《环境保护部（国家核安全局）辐射事故应急预案及实施程序》（2014 版）中，根据辐射事故的性质、严重程度、可控性和影响范围等因素，从重到轻将辐射事故分为特别重大辐射事故、重大辐射事故、较大辐射事故和一般辐射事故四个等级，分别对应Ⅰ级响应、Ⅱ级响应、Ⅲ级响应、Ⅳ级响应。

辐射事故应急处置时，一般根据事故类型给出初始定级，启动相应级别的响应行动。随着事故应急处置进程，通过调查了解事故可控性、环境污染影响范围、人员受照及伤亡、社会影响（舆情）或衍生事故等实际情况，辐射事故等级可依据实际调整直至最终定级。

由于其他事故而衍生出来的辐射事故需独立定级。

6.4.1 特别重大辐射事故（Ⅰ级响应）

凡符合下列情形之一的，为特别重大辐射事故：

①Ⅰ类、Ⅱ类放射源丢失、被盗、失控并造成大范围严重辐射污染后果的；

②放射性同位素和射线装置失控导致 3 人及以上急性死亡的；

③放射性物质泄漏，造成大范围辐射污染后果的；

④对我国境内可能或已经造成较大范围辐射环境影响的航天器坠落事件或境外发生的核与辐射事故。

注：特别重大辐射事故的量化指标如下：

①事故造成气态放射性物质的释放量大于或等于 $5.0×10^{15}$ Bq 的 ^{131}I 当量，或者事故造成大于或等于 3 km^2 范围的环境剂量率达到或超过 0.1 mSv/h，或者β/γ沉积水平达到或超过 1 000 Bq/cm^2，或者α沉积活度达到或超过 100 Bq/cm^2；

②事故造成水环境污染时液态放射性物质的释放量大于或等于 $1.0×10^{13}$ Bq 的 ^{90}Sr 当量；

③事故造成地表、土壤污染（未造成地下水污染）时液态放射性物质的释放量大于或等于 $1.0×10^{14}$ Bq 的 ^{90}Sr 当量；

④在放射性物质运输过程中，发生事故造成大于或等于 25 000D_2[①]的放射性同位素释放。

6.4.2 重大辐射事故（Ⅱ级响应）

凡符合下列情形之一的，为重大辐射事故：

①Ⅰ类、Ⅱ类放射源丢失、被盗、失控的；

②放射性同位素和射线装置失控导致 3 人以下急性死亡或者 10 人及以上急性重度放射病、局部器官残疾的；

③放射性物质泄漏，造成较大范围辐射污染后果的。

注：重大辐射事故的量化指标如下：

①事故造成气态放射性物质的释放量大于或等于 5.0×10^{14} Bq 且小于 5.0×10^{15} Bq 的 ^{131}I 当量，或者事故造成大于或等于 0.5 km^2 且小于 3 km^2 范围的环境剂量率达到或超过 0.1 mSv/h，或者β/γ沉积水平达到或超过 1 000 Bq/cm^2，或者α沉积活度达到或超过 100 Bq/cm^2；

②事故造成水环境污染时液态放射性物质的释放量大于或等于 1.0×10^{12} Bq 且小于 1.0×10^{13} Bq 的 ^{90}Sr 当量；

③事故造成地表、土壤污染（未造成地下水污染）时液态放射性物质的释放量大于或等于 1.0×10^{13} Bq 且小于 1.0×10^{14} Bq 的 ^{90}Sr 当量；

④在放射性物质运输过程中，发生事故造成大于或等于 2 500D_2 且小于 25 000D_2 的放射性同位素释放。

6.4.3 较大辐射事故（Ⅲ级响应）

凡符合下列情形之一的，为较大辐射事故：

①Ⅲ类放射源丢失、被盗、失控的；

②放射性同位素和射线装置失控导致 10 人以下急性重度放射病、局部器官残疾的；

③放射性物质泄漏，造成小范围辐射污染后果的。

注：较大辐射事故的量化指标如下：

①事故造成气态放射性物质的释放量大于或等于 5.0×10^{11} Bq 且小于 5.0×10^{14} Bq 的 ^{131}I

---

① D_2 为弥散性材料危险值，是根据可弥散放射性材料引起的吸入内照射剂量定的。

当量，或者事故造成大于或等于 500 m^2 且小于 0.5 km^2 范围的环境剂量率达到或超过 0.1 mSv/h，或者β/γ沉积水平达到或超过 1 000 Bq/cm^2，或者α沉积活度达到或超过 100 Bq/cm^2；

②事故造成水环境污染时液态放射性物质的释放量大于或等于 1.0×10^{11} Bq 且小于 1.0×10^{12} Bq 的 ^{90}Sr 当量；

③事故造成地表、土壤污染（未造成地下水污染）时液态放射性物质的释放量大于或等于 1.0×10^{12} Bq 且小于 1.0×10^{13} Bq 的 ^{90}Sr 当量；

④在放射性物质运输过程中，发生事故造成大于或等于 2.5D_2 且小于 2 500D_2 的放射性同位素释放。

6.4.4　一般辐射事故（Ⅳ级响应）

凡符合下列情形之一的，为一般辐射事故：

①Ⅳ类、Ⅴ类放射源丢失、被盗、失控的；

②放射性同位素和射线装置失控导致人员受到超过年剂量限值的照射的；

③放射性物质泄漏，造成厂区内或设施内局部辐射污染后果的；

④铀矿冶、伴生矿超标排放，造成环境辐射污染后果的；

⑤测井用放射源落井，打捞不成功进行封井处理的。

注：一般辐射事故的量化指标如下：

①事故造成气态放射性物质的释放量小于 5.0×10^{11} Bq 的 ^{131}I 当量，或者事故造成小于 500 m^2 范围的环境剂量率达到或超过 0.1 mSv/h，或者β/γ沉积水平达到或超过 1 000 Bq/cm^2，或者α沉积活度达到或超过 100 Bq/cm^2；

②事故造成水环境污染时液态放射性物质的释放量小于 1.0×10^{11} Bq 的 ^{90}Sr 当量；

③事故造成地表、土壤污染（未造成地下水污染）时液态放射性物质的释放量小于 1.0×10^{12} Bq 的 ^{90}Sr 当量；

④在放射性物质运输过程中，发生事故造成小于 2.5D_2 的放射性同位素释放。

第7章

核技术利用辐射事故情景

核技术广泛应用于医疗、工业、农业、地质调查、科学研究和教学等各个领域。根据国家核技术利用辐射安全监管系统数据统计，截至 2018 年年底，我国辐射安全许可证持证单位共有 73 096 家，在用放射源 142 607 枚，在用射线装置 181 293 台（套）。包含放射源或非密封放射性物质的单位为 10 708 家，只有射线装置相关活动的单位为 60 663 家。核技术利用辐射事故包含密封放射源和非密封放射源的丢失、被盗或泄漏可能造成或已造成的放射性污染事故以及 X 线机、加速器、中子发生器、含放射源的装置失控所造成的超剂量照射事故。本章汲取了历年国内外发生的辐射事故案例和应急响应经验，提取总结出 24 起辐射事故应急演习情景，所选取的事故情景基本涵盖了常见的核技术利用辐射事故类型。

7.1 应急要点

7.1.1 应急响应的特点[*]

①应当针对事故的突发性和不可预见性做好事故响应的前期准备工作；

②专业技术性很强，针对不同的辐射事故诱因、危害特变、防护要求，工作人员需要运用专门的技术手段，进行科学有效的处置；

③需要多部门的参与配合，必要时需统一组织生态环境、公安、医疗、通信、交通运输等部门，调配人员和各项保障物资等；

---

* 本节由向辉云、肖丽娥编写，黄伊林审阅。

④核技术利用辐射事故中涉及的核素基本为人工放射性核素，应当针对事故源项开展应急响应工作；

⑤核技术利用项目分布广泛，且多集中在城市及其周边等人口密集地区，应急响应中应当密切关注公众反应，做好舆情应对工作。

7.1.2　常见类型

①密封放射源使用、运输等辐射事故；

②非密封放射性物质使用、运输辐射事故；

③射线装置使用辐射事故。

7.1.3　常见核素

在核技术利用辐射事故中，常见的核素基本为人工放射性核素，具体见表 7-1。

表 7-1　常见核素

污染源类型		常见核素
密封放射源	工业用	^{60}Co、^{137}Cs、$^{241}Am/Be$、^{241}Am 等
	测井用	$^{241}Am/Be$、^{60}Co、^{137}Cs 等
	探伤用	^{192}Ir、^{75}Se 等
	医用	^{60}Co、$^{90}Sr/^{90}Y$、^{137}Cs、^{192}Ir 等
非密封放射性物质	医用	^{125}I、^{131}I、$^{99}Mo-^{99\,m}Tc$、^{18}F、^{32}P、^{89}Sr、^{153}Sm 等

7.2　放射源辐射事故

7.2.1　工业辐照密封放射源失控[*]

7.2.1.1　事故情景

××市××公司辐照装置设计装源活度为 30 万 Ci[**]，于 2009 年 8 月建成。××××

---

[*] 本节由周世铭、刘璟编写，黄伊林审阅。

[**] 1 Ci=3.7×10^{10}Bq。

年××月××日上午 8 点 30 分左右，发生货物传送系统故障，同时引发安全连锁装置和辐射监测系统故障，源实际未能完全下降到水井底，只降到离井口 1 m 左右的位置，但辐射监测和安全连锁系统显示源已经下降到安全位置。带班班长张某以为源已经下降到井底，未佩戴个人剂量报警仪，先带领李某等 3 名搬运工（其中 1 名未佩戴个人剂量片）通过货运通道进入辐照室，3 min 后 7 名搬运工随之也通过货运通道进入辐照室；操作进行了约 10 min 后，另一名维修工程师携带个人剂量报警仪进入，报警仪响起警报声，于是呼叫众人撤离。在辐照室停留的 10 名工作人员受到过量急性照射，出现头痛、恶心呕吐等急性放射性病症状。事故发生时在用放射源活度为 10 万 Ci。公司负责人李某安排将 10 名受照工作人员送当地医院检查，立即停运辐照装置，将情况上报省辐射事故应急办公室。

省级辐射事故应急办公室接报后，立即协调地方辐射事故应急指挥部门建立现场警戒区和交通管制区域，确定重点防护区域；及时向生态环境部核与辐射事故应急领导小组报告事故处置情况，并请求应急支援；组织协调将病人转入具备放射性病救护治疗条件和能力的专门医疗机构，组织医疗专家进行救治，责令公司暂停一切辐照生产活动。在国家辐射事故应急部门的支持下，安排有关专家研究制定处置方案，通过机器人进入现场观察了解情况，制定科学处置方案进行处置，将放射源下降回安全位置。经监测，未发生放射性物质泄漏污染。该事故造成 3 人经抢救无效后死亡，7 人急性重度放射病。

应急终止后，省级辐射事故应急指挥部召开新闻发布会，通报公开有关信息。对受照人员及家属进行心理干预，做好善后工作，关注舆情，维护社会稳定。

7.2.1.2 源项分析

工业辐照装置使用的 ^{60}Co 源多为 I 类放射源，^{60}Co 发射β射线和γ射线，β射线的最大能量为 0.315 MeV，γ射线的能量有 1.17 MeV 和 1.33 MeV 两种，半衰期为 5.272 年。 I 类 ^{60}Co 放射源具有极强的辐射性，属极高危险源，在没有防护的情况下会严重损害人体健康，接触这类源几分钟到 1 h 就可致人死亡。

（1）可能存在的污染

放射源未回到贮源安全位置导致工作场所存在较高水平γ射线外照射，放射源破损、泄漏引起的场所污染和贮源井水污染。

（2）辐射防护要点

γ射线防护要点：屏蔽防护，使用铅板等辅助设备设施，尽量减少测量操作时间。工业辐照用源辐射性极强、危险性大，在处置过程中，工作人员应佩戴个人剂量报警仪和个人剂量片，确保人和源不能直接见面，要尽量使用机器人、长杆等设备，避免近距离接近放射源，减少受照时间。

表面污染防护要点：用巡测法和擦拭法结合，用表面污染监测仪测量污染区，如果存在β表面污染，进行表面清污处理，直到污染区β表面污染小于标准值。

监测井水水体是否受到放射性污染。如放射源破损和井水受污染，对破损放射源请放射源生产厂家安全处置，对受放射性污染的水体，需经处理达标后方可对外排放。

通过监测验证处置后的放射源是否回到安全位置。要排查安全连锁系统出错原因，采取防范措施，通过监测验证检查维修后的安全连锁装置和放射源升降装置可以正常工作。

7.2.1.3　事故定级

本案例辐射事故最初定级为重大辐射事故，最终定级为特别重大辐射事故。详见表7-2。

表 7-2　事故定级说明

定级依据	说明
事故类型	密封放射源失控
最初定级	重大辐射事故（Ⅱ级响应）
事故可控性	可控
环境污染范围	未造成环境放射性污染后果
人员伤亡	事故致使10人受超剂量照射，经救治后3人死亡、7人患急性重度放射病
社会影响（舆情）	响应处理及时妥当，对伤亡人员家属安抚工作得当，舆情可控
最终定级	特别重大辐射事故（Ⅰ级响应）（因事故最终造成3人死亡，故升级为特别重大辐射事故）

7.2.1.4　演习要点

（1）关注重点

①应急响应：该事故案例情景涉及多级多个部门的联动和配合，现场应急处置方案的制定和科学处置；需要关注受照人员的受照剂量估计和医学救治。

②辐射防护和辐射监测：涉及的源为Ⅰ类放射源，极度危险，应急过程的辐射防护和监测是重点。

③应急终止后的工作：对事故受照人员和家属的心理疏导和善后工作；应用辐射监测仪器对维修后的安全连锁系统进行验证，确保安全连锁系统正常工作。

（2）应急监测

①监测方法：以事故场所为中心，在保证安全的前提下由远及近逐步靠近，使用长杆γ剂量率仪测量场所辐射剂量率水平。对可能受放射性物质沾染的工作场所（如通排风口附近）和人员，监测表面放射性污染水平，确定是否受到沾污。同时采集放射源所在位置水样送交实验室进行分析。对现场人员开展个人剂量监测。

②监测项目：X-γ辐射剂量率、β表面污染水平、人员受照剂量、水体放射性指标。

③监测仪器：便携式 X-γ辐射剂量率仪，α、β表面污染测量仪，高纯锗γ谱仪。

7.2.2 工业辐照密封放射源丢失[*]

7.2.2.1 事故情景

××市 FZ 公司辐照历史悠久，在 20 年的时间里先后购入 30 枚 ^{60}Co 放射源。辐射工作管理人员已经换了 8 个，放射源台账管理混乱。××××年××月，FZ 公司未按规定程序进行场所退役，而是仅请厂家回收了"台账上"的放射源后，就直接在原厂址开挖建设办公大楼。在施工过程中，挖掘工人牛某捡到 1 枚 ^{60}Co 金属源棒。牛某将该放射源带回家，扔在门口角落。第二天牛某感觉身体不适，前往医院检查。其妻子打扫房间，发现金属棒后将其卖给废品收购站。该废品收购站随即将该金属棒装车，起运送往外省某废品回收厂家 A 公司。牛某在治疗过程中，主治医生发现其病因与大剂量辐射有关，便将情况反映到省放射病治疗中心，并逐级上报至省辐射事故应急机构。

省辐射事故应急机构接到省卫生部门的报告后，立即开展应急处置，组织人员对受照病人、FZ 公司有关人员和受照人员家属进行控制调查，在辐射监测队伍的配合下，到牛某家里排查、搜寻放射源下落，对周边废旧物品收购站进行监测、搜索。开展交通管制，对嫌疑车辆进行排查。舆情信息组通过电视、广播部门和网络媒体紧急向全市和社会发出警示公告，要求公众发现车辆后立即远离和报告。根据群众提供的线索，最终交警执法部门在高速路上××位置截停车辆，并进行人员隔离，划定安全警戒区域，采取辐射安全隔离措施，科学处置，通过估算、核素识别和有关放射源资料核查，确认放射源身份，该源活度为 6.5×10^{11} Bq，属 II 类密封放射源，确认为 FZ 公司所丢失放射源。

随后，应急人员沿该运源车辆行驶路径一路探测搜寻，对收贮后的车辆、处置场所以及车辆沿途停靠位置进行了进一步的搜索排查，防止源棒被切割遗漏和对环境放射性沾

---

[*] 本节由周世铭、向辉云编写，黄伊林审阅。

染，对可能接触过放射源的人群进行放射性沾污排查和检查，对 FZ 公司放射源进行全面排查，对原辐照场所和废渣倾倒场所进行全面排查，对场所及其周围有关地下、地表水体、土壤采样进行放射性分析，确定放射源没有丢失、破损、泄漏。

7.2.2.2 源项分析

工业辐照装置使用的 ^{60}Co 源多为 I 类放射源，^{60}Co 发射 β 射线和 γ 射线，β 射线的最大能量为 0.315 MeV，γ 射线的能量有 1.17 MeV 和 1.33 MeV 两种，半衰期为 5.272 年。I 类 ^{60}Co 放射源具有极强的辐射性，属极高危险源，在没有防护的情况下会严重损害人体健康，接触这类源几分钟到 1 h 就可致人死亡。

（1）可能存在的污染

失控的放射源周围场所存在较高水平 γ 射线外照射，放射源遭受人为或其他因素破损、泄漏引起的场所、人员、水体污染。

（2）辐射防护要点

γ 射线防护要点：屏蔽防护，使用铅板等辅助设备设施，尽量减少暴露时间。工业辐照用源辐射性极强、危险性大，在搜寻、处置过程中，工作人员应佩戴个人剂量报警仪和个人剂量片，要尽量使用机器人、长杆等设备，避免近距离接近放射源，减少受照时间。

表面污染防护要点：用巡测法和擦拭法结合，用表面污染监测仪测量可能受污染区，如果存在 β 表面污染，进行表面清污处理，直到污染区 β 表面污染监测结果满足清洁解控水平。

监测可能遭受污染的环境水体是否受到放射性污染，对受放射性污染的水体放射性指标未达标的，需安全处理。

7.2.2.3 事故定级

本案例辐射事故定级为重大辐射事故，详见表 7-3。

表 7-3 事故定级说明

定级依据	说明
事故类型	密封放射源丢失
最初定级	重大辐射事故（II 级响应）
事故可控性	可控
环境污染范围	II 类放射源丢失，未造成环境放射性污染后果
人员伤亡	5 人患急性重度放射病，无人员死亡
社会影响（舆情）	响应处理及时妥当，舆情可控
最终定级	重大辐射事故（II 级响应）

7.2.2.4 演习要点

（1）重点关注

①应急响应：该事故案例情景涉及多级多个部门的联动和配合，多部门联合搜寻放射源，现场应急处置方案的制定和科学处置；需要关注受照人员的受照剂量估计和医学救治。

②辐射防护和辐射监测：涉及的源预计可能为Ⅰ类放射源，极度危险，放射源搜寻和处置过程的辐射防护和监测是重点。

③舆情应对和应急终止后的工作：舆情应对的及时跟进，对事故受照人员和家属的心理疏导和善后工作。

（2）应急监测

①监测方法：使用长杆γ剂量率仪测量场所辐射剂量率水平。对可能受放射性物质沾染的工作场所和人员，监测表面放射性污染水平，确定是否受到沾污。对辐射工作人员开展个人剂量监测，对急性受照人员进行医学放射性检测。采集水样，送实验室分析。识别放射源核素，通过点源模型估算放射源活度，为放射源身份确认和定性定级提供依据。

②监测项目：X-γ辐射剂量率、β表面污染水平、人员受照剂量、水体放射性指标总β、^{60}Co放射性活度、核素识别和活度估计。

③监测仪器：X-γ辐射剂量率仪，α、β表面污染监测仪，个人剂量片，个人剂量报警仪，便携式X-γ谱仪。

7.2.3 工业辐照 ^{60}Co密封放射源泄漏[*]

7.2.3.1 事故情景

A市B公司辐照装置设计^{60}Co装源活度为30万Ci，于2009年8月建成。放射源贮源水井长4 m、宽3 m、深7 m。××××年××月××日上午，公司专业监测人员对贮源水井监测过程中发现井水放射性指标异常。A市生态环境局接到公司报告，年度例行性监测结果发现贮源水井的放射性指标异常，疑似放射源泄漏。

辐射事故应急机构责令B公司暂停辐照作业工作，将放射源降落回安全位置，禁止贮源水井水外排，对有关辐照场所、设备进行放射性污染监测，对监测水井水质进行复核监测。经复核监测结果确认水井放射性指标异常，超出国家标准规定的放射性水平。责令B公司在生态环境部门的监督下，由放射源生产厂家检测、回收相应的破损放射源，贮源井

---

[*] 本节由周世铭、向辉云编写，黄伊林审阅。

水经处理放射性指标以及其他污染物排放指标合格后方可对外排放。破损放射源回收后，对公司的放射源台账进行清点，对可能受污染的场所、设备进行监测和去污处理，确定场所放射性污染水平满足国家标准要求。

A 市舆情信息组向社会公告和发布新闻发布会，通报事件经过和处置结果。

7.2.3.2　源项分析

工业辐照装置使用的 ^{60}Co 源多为 I 类放射源，^{60}Co 发射β射线和γ射线，β射线的最大能量为 0.315 MeV，γ射线的能量有 1.17 MeV 和 1.33 MeV 两种，半衰期为 5.272 年。I 类 ^{60}Co 放射源具有极强的辐射性，属极高危险源，在没有防护的情况下会严重损害人体健康，接触这类源几分钟到 1 h 就可致人死亡。放射源泄漏会导致周围场所、水体受到放射性污染。

（1）可能存在的污染

放射源破损、泄漏引起的场所、人员、水体污染。

（2）辐射防护要点

γ射线防护要点：屏蔽防护，使用铅板等辅助设备设施，尽量减少暴露时间。工业辐照用源辐射性极强、危险性大，在处置过程中，工作人员应佩戴个人剂量报警仪和个人剂量片，要尽量使用机器人、长杆等设备，避免近距离接近放射源，减少受照时间。放射源泄漏时，井水受到放射性污染，如贮源井水外排，可能对外围环境土壤和水体产生一定的放射性影响，贮源井水的净化交换树脂也会受放射性污染，放射源的提升装置也可能受到放射性污染。

7.2.3.3　事故定级

本案例辐射事故定级为一般辐射事故，详见表 7-4。

表 7-4　事故定级说明

定级依据	说明
事故类型	放射性物质泄漏
最初定级	一般辐射事故（Ⅳ级响应）
事故可控性	可控
环境污染范围	贮源井水范围内，未造成环境放射性污染后果
人员伤亡	无人员死亡
社会影响（舆情）	响应处理及时妥当，舆情可控
最终定级	一般辐射事故（Ⅳ级响应）

7.2.3.4 演习要点

（1）重点关注

对场所、水体、土壤是否受到污染的监测，对破损放射源的处置，对受放射性污染的场所、水体、物品的处理和处置。

（2）应急监测

①监测方法：由剂量率水平低的区域向剂量率水平高的区域，使用长杆γ剂量率仪测量场所辐射剂量率水平。对可能受放射性物质沾染的工作场所，采用巡测法和擦拭法结合，监测表面放射性污染水平，确定是否受到沾污。受到沾污的场所需要进行去污处理。对参与处置工作的人员所佩戴的个人剂量片送有资质的单位监测。辐射工作人员佩戴个人剂量报警仪。对参与处置工作的人员，利用表面污染监测仪器监测表面污染放射性水平。水样、土壤采样送实验室分析。确定周围环境是否受到影响。对可能影响放射源安全的非放射性指标（如 Cl^-、电导率）等指标进行监测，对井水外排下水道一定距离内的水体、淤泥、土壤和水环境敏感点进行放射性指标监测（^{60}Co）。

②监测项目：X-γ辐射剂量率、β表面污染水平、人员受照剂量、水体放射性指标总β与 ^{60}Co 放射性活度、土壤 ^{60}Co 放射性活度。

③监测仪器：X-γ辐射剂量率仪，α、β表面污染监测仪，个人剂量片，个人剂量报警仪，γ谱仪等。

7.2.4　工业辐照辐射事故舆情处置[*]

7.2.4.1　事故情景

A 市 B 公司辐照装置设计 ^{60}Co 装源活度为 100 万 Ci，于××××年××月近期建设完成投产。B 公司工作人员 C 某因对公司心生不满，决定通过网络舆论制造一个负面大事件报复公司。

××××年××月××日上午 8 点 30 分左右，省级生态环境厅舆情监测人员监测到辐射事故舆情信息，称 A 市 B 公司放射源发生放射源大爆炸，周围居民出现恐慌情绪，有部分人员开始逃离，造成周边交通拥堵，并配有有关爆炸浓烟滚滚的照片、人员恐慌撤离的照片和公司企业的照片。部分民众出现恐慌情绪，准备逃离。

省级辐射应急机构通知市级辐射事故应急机构调查了解有关情况。经市级辐射事故应

---

[*] 本节由周世铭、肖丽娥编写，黄伊林审阅。

急机构核实企业并未发生辐射事故，有关爆炸照片为 PS 合成照片，但已经出现人员恐慌撤离和交通拥堵状况。

省级辐射应急机构指导地方做好交通疏导，以及应急医疗救护准备，即时控制造谣者，并及时在有关网站发布真实情况，联系网络安全部门和宣传部门删除网络负面不实帖子，组织网评员发布权威信息和解答。协调宣传部门及时召开新闻发布会，发布权威信息，通报有关情况，发布企业真实现状视频，并在有关广播、电视媒体和网络媒体及时公布真实信息，最后民众恐慌撤离情况获得控制。

7.2.4.2　源项分析

工业辐照装置使用的 ^{60}Co 源多为 I 类放射源，^{60}Co 发射 β 射线和 γ 射线，β 射线的最大能量为 0.315 MeV，γ 射线的能量有 1.17 MeV 和 1.33 MeV 两种，半衰期为 5.272 年。I 类 ^{60}Co 放射源具有极强的辐射性，属极高危险源，在没有防护的情况下会严重损害人体健康，接触这类源几分钟到 1 h 就可致人死亡。

（1）可能存在的污染

失控的放射源周围场所存在较高水平 γ 射线外照射，放射源遭受人为或其他因素破损、泄漏引起的场所、人员、水体污染。

（2）辐射防护要点

γ 射线防护要点：屏蔽防护，使用铅板等辅助设备设施，尽量减少暴露时间。工业辐照用源辐射性极强、危险性大，在搜寻、处置过程中，工作人员应佩戴个人剂量报警仪和个人剂量片，要尽量使用机器人、长杆等设备，避免近距离接近放射源，减少受照时间。

表面污染防护要点：用巡测法和擦试法结合，用表面污染监测仪测量可能受污染区，如果存在 β 表面污染，进行清污处理，直到污染区 β 表面污染监测结果满足清洁解控水平。

监测可能遭受污染的环境水体是否受到放射性污染，对受放射性污染的水体放射性指标未达标的，需安全处理。爆炸可能产生大气环境放射性污染，需防止人员受内照射。

7.2.4.3　事故定级

在接到辐射事故应急指令后，省级指挥中心通知专家组、监测处置组、舆情信息组等小组成员应急待命，通知事故发生地应急机构前往现场调查情况，开展应急行动。通过应急人员的现场监测与情况调查，确定并未发生辐射事故，仅是一起人为造谣引发的舆情事件。

应急指挥中心通知各应急待命小组解除应急状态，于是通知舆情信息组联合相关部门通过新闻发布会、电视、网络等渠道通报真实情况，平息谣言，维护社会稳定，安抚公众恐慌心理。

故本案例为一起人员造谣引发的舆情处置应急，不作为辐射事故处理。

7.2.4.4　演习要点

（1）重点关注

舆情应对、处置以及辐射事故产生的群体性事件的应急处置。

（2）应急监测

①监测方法：使用长杆γ剂量率仪对可能受放射性物质沾染的工作场所和人员监测辐射剂量率水平。采用巡测法和擦拭法，监测表面放射性污染水平，确定是否受到沾污。辐射工作人员佩戴个人剂量报警仪。对急性受照人员进行医学放射性检测，必要时进行模式估算，估计人员受照剂量。对活动场所地表面及现场活动人员，利用表面污染监测仪器监测表面污染放射性水平。采样送实验室分析。识别放射源核素，通过点源模型估算放射源活度，为放射源身份确认和定性定级提供依据。

②监测项目：X-γ辐射剂量率、β表面污染水平、人员受照剂量、水体放射性指标总β与 ^{60}Co 放射性活度、空气气溶胶放射性浓度、核素识别。

③监测仪器：X-γ辐射剂量率仪，α、β表面污染监测仪，个人剂量片，个人剂量报警仪，大流量气溶胶采样器，γ谱仪。

7.2.5　工业探伤Ⅱ类放射源丢失[*]

7.2.5.1　事故情景

××无损检测公司的工作人员陈某、李某在××××年××月××日晚，在××工程工地开展γ探伤作业。约在凌晨3时30分完成探伤作业，陈某负责回收放射源，但在其回收放射源的过程中，发现回收装置被卡住无法顺畅收回，于是要求李某前去将送源导管用力抖动几下，回收装置卡顿情况解除，顺利完成回收操作，导管拆卸正常。陈某用便携γ剂量率仪对探伤源罐进行了监测，仅听到仪器发出报警声后，就认为放射源已收回罐内，便将仪器关机，将放射源和其他工具等带离作业现场返回了公司驻地。次日早上约9时，建筑工人王某路过工地发现一个亮晶晶的金属链条，十分精致，便拾起仔细查看，突然想

---

[*] 本节由张贤庚、黄伊林编写，冯亮亮审阅。

起与以前在电视报道中见过的探伤源有点像，于是立即将金属链条随手丢弃后匆忙离开，并马上报警。公安部门 9 点 15 分接到报警，立即通知了当地生态环境、卫生部门。当地生态环境部门立即通过电话要求探伤公司即刻核查库房里的放射源情况，证实放射源确实已不在源罐中后，立即报告了当地人民政府和省级辐射事故应急值班室。所在地人民政府辐射事故应急办公室立即启动了辐射事故应急预案，由生态环境部门派出的监测队伍前往现场开展辐射监测工作，公安部门调动警力前往现场进行警戒。省级应急监测力量也快速到达事故现场并开展了监测工作。通过监测锁定放射源后，应用机械手将放射源夹入铅罐内，经过监测表明现场已恢复本底水平。卫生部门现场调查了解到王某及现场作业人员 4 人接触事故源的时间均不长，未造成严重的辐射损伤。

7.2.5.2　源项分析

（1）辐射源项

工业探伤作业所使用的探伤设备分为 γ 射线探伤设备和 X 射线探伤设备两种，它们利用放射源产生的 γ 射线或射线装置产生的 X 射线的强穿透特性，进行无损检测作业。工业探伤作业导致的辐射事故，多为 γ 射线探伤设备中的放射源失控、误操作等原因，对人造成严重的辐射损伤，常为重大辐射事故。而工业探伤用 X 射线装置造成的事故相对较少。

γ 射线探伤设备中的放射源核素常为 ^{192}Ir（半衰期为 74 d）或 ^{75}Se（半衰期为 119.779 d），为 II 类高危险放射源，出厂活度为 100 Ci（$3.7×10^{12}$ Bq）。对环境污染主要是放射源发出的 γ 射线的辐射照射，一般不会发生放射源破损造成放射性物质泄漏的污染。在源失控或误操作等事故情况下，裸源发射的 γ 射线辐射影响范围可达 100～180 m，近距离接触可对人员造成严重的辐射损伤。通常采用 γ 辐射监测仪器开展监测即可。

（2）辐射防护要点

立即对事故现场人员进行清场，所有人员远离事故影响区域；采用 γ 辐射监测仪器确定辐射照射范围，布设警戒区域，控制人员进入；可采用铅板或其他有效器具等对放射源进行覆盖或隔离屏蔽，减少辐射照射强度或范围；按应急处置工作人员个人剂量限值规定，制定监测方案或处置方案，并严格实施；利用高量程长杆监测仪对放射源准确定位，为下一步回收操作做准备；由专业人员利用长杆机械手或其他夹具尽快将放射源收回专用铅罐内；移除放射源后，对现场开展监测，确认辐射环境恢复正常。关于防护用具，一般为 0.3 等铅当量、0.5 等铅当量、0.7 等铅当量的防护服或其他防护用具，对此类 γ 射线防护作用有限，事故处置过程中不建议穿戴，以免影响处置动作。

7.2.5.3 事故定级

本案例辐射事故定级为重大辐射事故，详见表 7-5。

表 7-5　事故定级说明

定级依据	说明
事故类型	Ⅱ类高危险放射源失控，对环境造成辐射影响，对人员造成辐射照射
最初定级	重大辐射事故，启动Ⅱ级响应
事故可控性	可控，事故影响范围确定，可隔离警戒
环境污染范围	仅为射线污染，未造成放射性物质泄漏的环境污染
人员伤亡	人员受照，但未造成辐射明显的损伤
社会影响（舆情）	响应处理及时妥当，未对社会造成不良影响
最终定级	重大辐射事故（Ⅱ级响应）

7.2.5.4 演习要点

（1）重点关注

①应急指挥及行动部署：该案例事故情景的应急处置涉及生态环境、公安、卫生等多个部门联合行动，涉及应急监测、现场警戒、医疗检查救治及现场处置等工作内容，应急指挥协调是演习重点。

②现场监测和防护措施：制定符合现场实际的监测方案和应急处置的辐射防护方案，采取循序渐进的方式开展工作，充分体现时间、距离、屏蔽的防护措施和有关技术手段的综合应用。

③过程控制及应急终止：涉及指令下达、决策提出、方案制定、行动报告、过程记录、应急终止、事故后恢复等内容。

（2）应急监测

①监测方法：对事故现场外围开展γ外照射剂量率测量，确定事故源辐射影响范围，为现场警戒范围提出建议。现场监测、事故源回收处置工作人员的个人剂量监测、监控。由卫生部门对近距离接触过事故源的人员进行必要的医学检查，做好医疗救护。

②监测项目：γ外照射剂量率、个人防护监测、医学检查。

③监测仪器：便携 X-γ辐射剂量率仪、长杆高量程γ剂量率仪器、个人剂量计、个人剂量报警仪。

7.2.6 工业探伤II类放射源失控引发重大舆情[*]

7.2.6.1 事故情景

凌晨，××无损探伤公司在××市（省会城市）一工地完成γ射线探伤作业后，在回收放射源操作时发生机械故障，放射源无法正常收回，多次暴力尝试后，放射源从导管中脱出，掉落在工作现场。现场工作人员见状后赶快撤离到外围，并立即向公司领导报告。公司领导紧急派出人员携带工具赶往现场处理。早上 6:00 到达现场后，发现携带的专业工具由于缺少日常维护保养无法使用。由于作业地点位于白天人流较大的区域，放射源在短时间内无法安全处置，探伤公司也无能力封锁现场，存在较高风险，公司领导立即向省级辐射事故应急值班室报告了事故情况。省级辐射事故应急办公室立即通报了公安部门，并组织现场处置专业组前往现场开展处置工作。上午约 8:00，公安部门对事故现场实施警戒，监测专业组已开展相应的监测工作，处置组做好了放射源回收处置的相关准备。上午约 8:15，政府有关部门发现网络出现了关于某某地段发生了核污染信息，并配有现场照片的重大舆情，微信朋友圈也开始热传，各方关注度陡然上升。省级辐射事故应急办通知舆情专业组立即开展舆情监控和应急处置工作。

现场处置过程顺利，上午约 11:00 处置完成。由于发生时间段无其他人员进入，后续处置得当未造成人员超剂量照射。

网络、QQ、微信朋友圈中的舆情信息也趋于平稳，政府有关事故的信息通报、科普知识等已成为信息传播主流，公众开始关注有关辐射及核技术应用的内容，对核与辐射应用科学的认识也趋于理性，各方关注度逐步恢复正常。

7.2.6.2 源项分析

工业探伤作业所使用的探伤设备分为γ射线探伤设备和 X 射线探伤设备两种，它们利用放射源产生的γ射线或射线装置产生的 X 射线的强穿透特性，进行无损检测作业。工业探伤作业导致的辐射事故，多为γ射线探伤设备中的放射源失控、误操作等原因，对人造成严重的辐射损伤，常为重大辐射事故。而工业探伤用 X 射线装置造成的事故相对较少。

（1）可能存在的污染

γ射线探伤设备中的放射源核素常为 ^{192}Ir（半衰期为 74 d）或 ^{75}Se（半衰期为 119.779 d），为II类高危险放射源，出厂活度为 100 Ci（3.7×10^{12} Bq）。对环境污染主要是放射源发出的

---

[*] 本节由张贤庚、黄伊林编写，冯亮亮审阅。

γ射线的辐射照射，一般不会发生放射源破损造成放射性物质泄漏的污染。在源失控或误操作等事故情况下，放射源掉出装源铅罐后，裸露的放射源产生的γ射线辐射影响范围可达 100～180 m，近距离可对公众或工作人员造成严重的辐射损伤。通常采用γ辐射监测仪器开展监测即可。

（2）辐射防护要点

立即对事故现场人员进行清场，所有人员远离事故影响区域；采用γ辐射监测仪器确定辐射照射范围，布设警戒区域，控制人员进入；可采用铅板或其他有效器具等对放射源进行覆盖或隔离屏蔽，减少辐射照射强度或范围；按应急处置工作人员个人剂量限值规定，制定监测方案或处置方案，并严格实施；利用高量程长杆监测仪对放射源准确定位，为下一步回收操作做准备；由专业人员利用长杆机械手或其他夹具尽快将放射源收回专用铅罐内；移除放射源后，对现场开展监测，确认辐射环境恢复正常。关于防护用具，一般为 0.3 等铅当量、0.5 等铅当量、0.7 等铅当量的防护服或其他防护用具，对此类γ射线防护作用有限，事故处置过程中不建议穿戴，以免影响处置动作。

7.2.6.3　事故定级

本案例辐射事故定级为重大辐射事故，详见表 7-6。

表 7-6　事故定级说明

定级依据	说明
事故类型	II类高危险放射源失控，对环境造成辐射影响，对人员造成辐射照射
事故定级	重大辐射事故，启动II级响应
事故可控性	可控，事故影响范围确定，可隔离警戒
环境污染范围	仅为射线污染，未造成放射性物质泄漏的环境污染
人员伤亡	人员受照，但未造成辐射明显的损伤
社会影响（舆情）	舆情监控及时、处置妥当，未对社会造成不良影响
最终定级	重大辐射事故（II级响应）

7.2.6.4　演习要点

（1）重点关注

①应急指挥及行动部署：该案例事故情景的应急处置涉及生态环境、公安、卫生等多个部门联合行动，涉及应急监测、现场警戒、医疗检查救治及现场处置等工作内容，应急指挥协调是演习重点。

②现场监测和防护措施：制定符合现场实际的监测方案和应急处置的辐射防护方案，采取循序渐进的方式开展工作，充分体现时间、距离、屏蔽的防护措施和有关技术手段的综合应用。

③过程控制及应急终止：涉及指令下达、决策提出、方案制定、行动报告、过程记录、应急终止、事故后恢复等内容。

④舆情监控及处置方式：设置专门的舆情监控组，采用网络等监控手段监视本事故及相关内容的舆情信息动态，采取正面回应、新闻发布、谣言揭露、科普宣传、实况通报等技术手段和方式，通过网页、论坛、微信、QQ 等渠道发布正确信息，科学解释γ工业探伤放射源是社会各行业中核技术利用中的一项应用，所发生的事故称为"辐射事故"而非"核事故"。对周边影响也仅是辐射射线影响，安全处置好事故中的放射源后，即可恢复正常，不存在后续所谓的"核污染"问题。实时公布周边环境监测数据和事故处置进程，引导公众理性对待辐射事故的应急处置，平息社会热点，保持社会稳定。

（2）应急监测

①监测方法：对事故现场外围开展γ外照射剂量率测量，确定事故源辐射影响范围，为现场警戒范围提出建议。采取外围逐步靠近源中心的渐进测量方式，基本确定事故源的大概位置，然后使用长杆γ剂量率仪，找到事故源，可辅助必要的视频、摄像手段，准确找出事故源。现场监测、事故源回收处置工作人员的个人剂量监测、监控。由卫生部门对近距离接触过事故源的人员进行必要的医学检查，做好医疗救护。

②监测项目：γ外照射剂量率、个人防护监测、医学检查。

③监测仪器：便携 X-γ辐射剂量率仪、长杆高量程γ剂量率仪器、个人剂量计、个人剂量报警仪。

7.2.7 工业探伤Ⅱ类放射源运输交通事故[*]

7.2.7.1 事故情景

某晚，××公司γ探伤作业完毕后，操作人员乘坐载有 3 枚工业γ探伤源的车辆在返回公司驻地途中，由于驾驶员疲劳驾驶造成交通事故，车辆侧翻入一路边农户的鱼塘里。农户发现后迅速报警，并帮助将车上的 4 人救出。事故造成驾驶员受伤较重，另外 3 人轻伤。110 警务人员和 120 救护人员到达现场后，公司操作人员立即向警务人员说明了车上装载

---

[*] 本节由张贤庚、黄伊林编写，冯亮亮审阅。

了 3 枚工业γ探伤源的情况，同时向公司安全管理人员进行了汇报。警务人员在受伤较轻的探伤工作人员的协助下，迅速对事故车辆周边布置了警戒区域，同时向 110 指挥部进行了汇报，请求派出辐射事故应急处置人员支援。

省级辐射事故应急值班室于早上约 6:00 许接到公安部门、探伤公司有关交通事故可能引发放射源失控的辐射事故报告，立即向值班领导进行了汇报，并按指示启动辐射事故应急预案。通知现场人员控制好现场，禁止人员进入事故场所，要求公安部门加强警力做好现场警戒管理，命令辐射监测行动队立即前往事故现场开展监测，现场处置分队做好放射源回收处置准备，医疗部门进入医疗救治待命。

早上 8:00 左右，舆情监控部门通报情况，该村王某在网络上对本次事故情况进行了视频直播，以文字和语言方式，对事故车辆载有放射源的情况夸大为"载有核源的车辆翻入路边鱼塘，核污染造成鱼塘里的鱼全死了"，并配发了事故车辆旁有几条死鱼的图片，制造恐慌气氛以获取较多关注。在线观看直播人数一度达到 6 000 人，留言评论 500 条，并通过各种渠道迅速传播。

因交通事故发生在凌晨，警方到达现场及时，了解情况后迅速封锁了事故现场，围观人员不能进入。γ探伤机翻入鱼塘里且没有放射源脱出，环境辐射剂量没有增高。放射源打捞后由探伤公司负责联系源生产厂家进行维修，事故车辆吊装运离，未造成人员超剂量照射，4 人均得到及时治疗。舆情监控组通过发布政府有关事故的信息通报、科普知识宣传等手段，平息了王某的谣言，网络、QQ、微信朋友圈中的舆情信息也趋于平稳。制造谣言的王某受到了行政拘留 7 日的处罚。

7.2.7.2　源项分析

工业探伤作业所使用的探伤设备分为γ射线探伤设备和 X 射线探伤设备两种，它们利用放射源产生的γ射线或射线装置产生的 X 射线的强穿透特性，进行无损检测作业。工业探伤作业导致的辐射事故，多为γ射线探伤设备中的放射源失控、误操作等原因，对人造成严重的辐射损伤，常为重大辐射事故。而工业探伤用 X 射线装置造成的事故相对较少。

（1）可能存在的污染

γ射线探伤设备中的放射源核素常为 ^{192}Ir（半衰期为 74 d）或 ^{75}Se（半衰期为 119.779 d），为 II 类高危险放射源，出厂活度为 100 Ci（3.7×10^{12} Bq）。对环境污染主要是放射源发出的γ射线的辐射照射，一般不会发生放射源破损造成放射性物质泄漏的污染。在源失控或误操作等事故情况下，放射源掉出装源铅罐后，裸露的放射源产生的γ射线辐射影响范围可达 100～180 m，近距离可对公众或工作人员造成严重的辐射损伤。通常采用γ辐射监测仪器开展监测即可。

（2）辐射防护要点

立即对事故现场人员进行清场，所有人员远离事故影响区域；采用γ辐射监测仪器确定辐射照射范围，布设警戒区域，控制人员进入；可采用铅板或其他有效器具等对放射源进行覆盖或隔离屏蔽，减少辐射照射强度或范围；按应急处置工作人员个人剂量限值规定，制定监测方案或处置方案，并严格实施；利用高量程长杆监测仪对放射源准确定位，为下一步回收操作做准备；由专业人员利用长杆机械手或其他夹具尽快将放射源收回专用铅罐内；移除放射源后，对现场开展监测，确认辐射环境恢复正常。关于防护用具，一般为0.3等铅当量、0.5等铅当量、0.7等铅当量的防护服或其他防护用具，对此类γ射线防护作用有限，事故处置过程中不建议穿戴，以免影响处置动作。

7.2.7.3 事故定级

在接到辐射事故应急指令后，省级指挥中心通知专家组、监测处置组、舆情信息组等小组成员应急待命，通知事故发生地应急机构前往现场调查情况，开展应急行动。通过应急人员的现场监测与情况调查，确定并未发生辐射事故，仅为一起人为造谣引发的舆情事件。

应急指挥中心通知各应急待命小组解除应急状态，于是通知舆情信息组联合相关部门通过新闻发布会、电视、网络等渠道通报真实情况，平息谣言，维护社会稳定，安抚公众恐慌心理。

故本案例为一起人为造谣引发的舆情处置应急，不作为辐射事故处理。

7.2.7.4 演习要点

（1）重点关注

①应急指挥及行动部署：该案例事故情景的应急处置涉及生态环境、公安、卫生等多个部门联合行动，涉及应急监测、现场警戒、医疗救治待命及现场处置等工作内容，应急指挥协调是演习重点。

②现场监测和防护措施：制定符合现场实际的监测方案和应急处置的辐射防护方案，采取循序渐进的方式开展工作，充分体现时间、距离、屏蔽的防护措施和有关技术手段的综合应用。此外，对交通事故先行处置过程中因不知情造成的辐射防护问题应当关注。

③过程控制及应急终止：涉及指令下达、决策提出、方案制定、行动报告、过程记录、应急终止、事故后恢复等内容。

（2）应急监测

①监测方法：便携 X-γ辐射剂量率仪对事故现场外围开展γ外照射剂量率测量，了解现场辐射水平。使用长杆高量程γ剂量率仪器做好防水处理后，对水中事故源开展监测，确认事故源的数量和大概位置。现场监测、事故源回收处置工作人员的个人剂量监测、监控，对水和水底淤泥进行采样分析。

②监测项目：γ外照射剂量率、个人防护监测、事故源核素、水和土样放射性活度。

③监测仪器：便携 X-γ辐射剂量率仪、长杆高量程γ剂量率仪器、个人剂量计、个人剂量报警仪、γ谱仪等。

7.2.8 麻痹大意造成工业探伤Ⅱ类放射源丢失[*]

7.2.8.1 事故情景

××探伤作业公司结束了检验工作后，仅留一人在现场进行收尾工作。该职工收好γ射线探伤机等工具后，在无人看管的情况下，离开探伤机（含 1 枚 ^{192}Ir 放射源，当时活度属Ⅱ类放射源）去收回设置在周围的警戒线。待收完警戒线，回到放置γ射线探伤机的地方时，发现γ射线探伤机已不在原处。在四处寻找未果后，向公司报告，公司立即向生态环境、公安等部门报告。在生态环境、公安等各部门全力搜寻下，接到报案后 45 min 后在附近废品收购站找到探伤机，根据收购站人员供述，1 h 后成功逮捕惯犯王某。

由于发现及时且处理得当，探伤机还未被拆解，未造成人员超剂量照射。

7.2.8.2 源项分析

工业探伤作业所使用的探伤设备分为γ射线探伤设备和 X 射线探伤设备两种，它们利用放射源产生的γ射线或射线装置产生的 X 射线的强穿透特性，进行无损检测作业。工业探伤作业导致的辐射事故，多为γ射线探伤设备中的放射源失控、误操作等原因，对人造成严重的辐射损伤，常为重大辐射事故。而工业探伤用 X 射线装置造成的事故相对较少。

（1）可能存在的污染

γ射线探伤设备中的放射源核素常为 ^{192}Ir(半衰期为 74 d)或 ^{75}Se(半衰期为 119.779 d)，为Ⅱ类高危险放射源，出厂活度为 100 Ci（$3.7×10^{12}$ Bq）。对环境污染主要是放射源发出的γ射线的辐射照射，一般不会发生放射源破损造成放射性物质泄漏的污染。在源失控或误操作等事故情况下，放射源掉出装源铅罐后，裸露的放射源产生的γ射线辐射影响范围可

---

[*] 本节由张贤庚、黄伊林编写，冯亮亮审阅。

达 100～180 m，近距离可对公众或工作人员造成严重的辐射损伤。通常采用γ辐射监测仪器开展监测即可。

（2）辐射防护要点

立即对事故现场人员进行清场，所有人员远离事故影响区域；采用γ辐射监测仪器确定辐射照射范围，布设警戒区域，控制人员进入；可采用铅板或其他有效器具等对放射源进行覆盖或隔离屏蔽，减少辐射照射强度或范围；按应急处置工作人员个人剂量限值规定，制定监测方案或处置方案，并严格实施；利用高量程长杆监测仪对放射源准确定位，为下一步回收操作做准备；由专业人员利用长杆机械手或其他夹具尽快将放射源收回专用铅罐内；移除放射源后，对现场开展监测，确认辐射环境恢复正常。关于防护用具，一般为 0.3 等铅当量、0.5 等铅当量、0.7 等铅当量的防护服或其他防护用具，对此类γ射线防护作用有限，事故处置过程中不建议穿戴，以免影响处置动作。

7.2.8.3　事故定级

本案例辐射事故定级为重大辐射事故，详见表 7-7。

表 7-7　事故定级说明

定级依据	说明
事故类型	Ⅱ类高危险放射源被盗，对环境造成辐射影响，对人员造成辐射照射
最初定级	重大辐射事故，启动Ⅱ级响应
事故可控性	可控，事故源未开启，放射源仍在源罐内，影响范围小
环境污染范围	仅为射线污染，不存在放射性物质泄漏的环境污染
人员伤亡	人员受小剂量照射，不造成辐射损伤
社会影响（舆情）	舆情监控未发现异常
最终定级	重大辐射事故（Ⅱ级响应）

7.2.8.4　演习要点

（1）重点关注

①应急指挥及行动部署：该案例事故情景的应急处置涉及生态环境、公安、卫生等多个部门联合行动，涉及事故源侦查、搜寻巡测、事故源现场监测、现场警戒、医疗检查救治及现场事故源处置等工作内容，应急指挥协调、各专业行动组调度、应急处置方案制定等是演习重点。

②现场监测和防护措施：制定搜寻排查方案，选用高灵敏外照射监测手段，对重点的

可疑场所进行巡测搜寻。提出符合事故源现场实际的监测方案和应急处置的辐射防护方案，采取循序渐进的方式开展工作，充分体现时间、距离、屏蔽的防护措施和有关技术手段的综合应用。

③过程控制及应急终止：涉及指令下达、决策提出、方案制定、行动报告、过程记录、应急终止、事故后恢复等内容。

（2）应急监测

①监测方法：首先使用外照射巡测车辆开展巡测，或派出搜寻巡测小组使用便携 X-γ 辐射剂量率仪进行搜寻巡测排查。找到事故源后对事故现场外围开展γ外照射剂量率测量，确定事故源辐射影响范围，为现场警戒范围提出建议。采取外围逐步靠近源中心的渐进测量方式，基本确定事故源的大概位置，然后使用长杆γ剂量率仪，准确找出事故源。

②监测项目：外照射监测巡测、γ外照射剂量率、个人防护监测。

③监测仪器：外照射巡测车辆、便携 X-γ 辐射剂量率仪、长杆高量程γ剂量率仪器、个人剂量计、个人剂量报警仪。

7.2.9　意外火灾引发核子仪放射性污染事故[*]

7.2.9.1　事故情景

××××年××月××日，某糖厂榨糖作业期间突发火灾，部分厂房坍塌，现场一片混乱，现场 2 名工作人员被困。同时部分厂房倒塌导致厂内核子秤遭到破坏，其中一枚含有 ^{137}Cs 的密封放射源（Ⅳ类源）失控，放射源可能出现泄漏情况。火灾发生后，该厂立即拨打火警电话，同时启动单位应急预案，疏散人员远离事故地点，并封锁现场。

接警后，消防人员迅速赶赴现场开展救援灭火工作。接到事故报告后，市级辐射事故指挥部启动一般辐射事故应急响应，同时成立现场处置组，指导现场的应急处置工作。消防人员成功将火扑灭，救出 2 名被困人员，无人员伤亡。现场处置组在现场开展放射性监测与处置工作，通过检测，发现放射源泄漏并且砸下的固件部分被污染。对毁坏的放射源和被污染的固件进行收贮后，现场辐射环境恢复到本底水平，未发现放射性污染。该厂当日所有人员均接受健康体检，未发现超剂量照射情况。现场应急处置已无继续的必要，应急响应终止，现场应急状态解除。

考虑到公众恐慌情绪与网络信息传播，现场处置组专家在该厂组织辐射安全知识讲

---

[*] 本节由吴惠体、何贤文编写，冯亮亮审阅。

座，进一步强化涉源单位的辐射安全意识，消除职工的顾虑，引导其正确认识辐射，同时联系当地网络安全部门第一时间控制好舆论和网络信息的影响。

7.2.9.2　源项分析

厂房倒塌导致厂内核子秤遭到破坏，其中一枚含有 ^{137}Cs 的密封放射源（Ⅳ类源）受损，放射源可能出现泄漏情况。^{137}Cs 半衰期为 30.17 年，发生β衰变时伴随发射 0.661 MeV 的γ射线，γ射线穿透力强。通过估算其活度范围，判断其属于Ⅳ类放射源。因此，Ⅳ类 ^{137}Cs 放射源发射的γ射线是该事故的主要放射性污染因子。

（1）可能存在的污染

①Ⅳ类放射源为低危险源，长时间、近距离接触可能造成临时性损伤。所以应确保应急工作人员接受的应急照射满足正当性要求，控制应急工作人员的受照时长，做好个人防护，避免不必要的照射。

②放射源受损，放射源可能出现泄漏情况，对周围环境造成污染。

（2）辐射防护要点

①现场监测、处置人员应做好个人防护，备好防护服、防护口罩、手套、脚套，个人剂量报警仪、个人剂量计等待用。

②处置完成后，应对进入辐射事故现场的应急人员、应急车辆、工具等可能带来的污染进行监测。必要时进行洗消处理，洗消后的污水要妥善处理，防止造成二次污染。

③应急过程中产生的废弃品，分类收储，妥善处理。

7.2.9.3　事故定级

本案例辐射事故定级为一般辐射事故，详见表 7-8。

表 7-8　事故定级说明

定级依据	说明
事故类型	Ⅳ类放射源失控致放射性污染
最初定级	一般辐射事故（Ⅳ级）
事故可控性	可控
环境污染范围	除部分固件受到污染外，周围环境未发现放射性污染
人员伤亡	无
社会影响（舆情）	响应处理及时，同时第一时间控制好舆论和网络信息，消除工厂职工的顾虑，未造成不良影响
最终定级	一般辐射事故（Ⅳ级）

7.2.9.4 演习要点

（1）重点关注

①应急处置：通过搜寻，找出放射源的位置。经过监测，确认放射源为 ^{137}Cs 放射源，放射源外露、部分固件部分被污染。收贮后，再次检测周围辐射环境受污染情况，现场辐射环境恢复到本底水平，未发现放射性污染。该厂当天所有人员均接受健康体检，未发现超剂量照射情况。

②舆情应对：该事故类型是工业环境下的放射性污染事故，容易给工厂职工带来心理压力，造成恐慌。如果对舆论不能进行良性引导，舆情处理不当，职工的错误认知会不断积累，影响工作和生产。

（2）应急监测

①监测方法：使用长杆型 X-γ剂量率仪进行地毯式搜寻，寻找放射源，确定放射源位置。使用便携式γ谱仪，进行放射源的核素识别、放射源及受污染的固件被安全收贮后，使用长杆型 X-γ剂量率仪对事故现场的辐射环境进行监测。

②监测项目：γ空气吸收剂量率、核素识别。

③监测仪器：X-γ剂量率仪、便携式γ谱仪。

7.2.10 某废品回收站放射源失控人员受到超剂量照射事故[*]

7.2.10.1 事故情景

××××年××月××日上午，某废品回收站老板李某正在切割回收的圆柱形金属，此时其儿子正巧路过，看到圆柱形金属上的辐射危险标识，意识到潜在的辐射危险，立即制止父亲继续切割，随后保护好现场，马上报警。

接到报案后，警方第一时间赶赴事故现场，封锁现场，设立警戒区域。接到事故报告后，市级辐射事故应急指挥部根据事件性质，启动一般辐射事故应急预案，成立现场处置组，指导现场应急处置工作。

经检测，确认该圆柱形金属为放射源 ^{137}Cs（Ⅳ类放射源），放射源处于裸露状态。放射源安全收贮后，技术人员对现场进行监测，事故现场辐射环境处于本底水平，未发现放射性污染。通过对相关人员的询问和健康体检，发现回收站老板李某有一项体检指标异常，可能受到一定的辐射剂量。卫生部门对李某进行心理疏导，并要求其定期进行健

---

[*] 本节由吴惠体、何贤文编写，冯亮亮审阅。

康体检，直至该项指标恢复正常。现场应急处置已无继续的必要，应急响应终止，现场应急状态解除。

考虑到公众恐慌情绪与网络信息传播，现场处置组专家对现场围观群众进行辐射安全知识讲解，消除公众顾虑，同时联系当地网络安全部门第一时间控制好舆论和网络信息的影响。

7.2.10.2　源项分析

破损的圆柱形金属，核素识别为 ^{137}Cs，半衰期为 30.17 年，^{137}Cs 发生β衰变时伴随发射 0.661 MeV 的γ射线，γ射线穿透力强。通过估算其活度范围，判断其属于Ⅳ类放射源。因此，Ⅳ类 ^{137}Cs 放射源发射的γ射线是该事故的主要放射性污染因子。

（1）可能存在的污染

①Ⅳ类放射源为低危险源，长时间、近距离接触可能造成临时性损伤。所以应确保应急工作人员接受的应急照射满足正当性要求，控制应急工作人员的受照时长，做好个人防护，避免不必要的照射。

②圆柱形金属被切割，放射源可能破损，引起残片洒落，对周围环境造成污染。

（2）辐射防护要点

①现场监测、处置人员应做好个人防护，备好防护服、防护口罩、手套、脚套、个人剂量报警仪、个人剂量计等待用。

②处置完毕后，应对进入辐射事故现场的应急人员、应急车辆、工具等可能带来的污染进行监测。必要时进行洗消处理，洗消后的污水要妥善处理，防止造成二次污染。

③应急过程中产生的废弃品，分类收储，妥善处理。

7.2.10.3　事故定级

本案例辐射事故定级为一般辐射事故，详见表 7-9。

表 7-9　事故定级说明

定级依据	说明
事故类型	Ⅳ类放射源失控致人员受超剂量照射
最初定级	一般辐射事故（Ⅳ级）
事故可控性	可控
环境污染范围	未造成周围环境污染
人员伤亡	1 人受到超剂量照射
社会影响（舆情）	响应处理及时，同时第一时间控制好舆论和网络信息，消除公众顾虑，未对社会造成不良影响
最终定级	一般辐射事故（Ⅳ级）

7.2.10.4 演习要点

（1）重点关注

①应急处置：经过一系列监测，确认圆柱形金属为 ^{137}Cs 放射源，属Ⅳ类密封放射源。该放射源被收贮后，再次检测周围辐射环境受污染情况，发现现场辐射环境处于本底水平，未发现放射性污染。

通过询问和健康体检，李某有一项体检指标异常，可能受到一定的辐射剂量。该放射源为Ⅳ类密封放射源，为低危险源，长时间、近距离接触这些放射源的人可能造成可恢复的临时性损伤。卫生部门对李某进行心理疏导，并要求其定期进行健康体检，直至该项指标恢复正常。

②舆情应对：该事故类型是公共环境下发生的人员受超剂量照射事故，容易给周围围观群众带来心理压力，造成内心恐慌。如果对舆论不能进行良性引导，舆情处理不当，群众的负面情绪和错误认知会不断积累，容易影响社会稳定。

（2）应急监测

①监测方法：使用长杆型 X-γ剂量率仪进行地毯式搜寻，寻找放射源，确定放射源位置。使用便携式γ谱仪，进行放射源的核素识别。使用便携式 X-γ剂量率仪，测得不同距离的剂量率水平，估算放射源的活度。放射源被安全收贮后，使用长杆型 X-γ剂量率仪对事故现场的辐射环境进行监测。

②监测项目：γ空气吸收剂量率、核素识别。

③监测仪器：X-γ剂量率仪、便携式γ谱仪。

7.2.11　放射性测井Ⅲ类放射源失控[*]

7.2.11.1　事故情景

××××年××月××日 22:00，某测井队在××市一石油项目工地使用Ⅲ类 $^{241}Am/Be$ 中子源进行放射性测井工作时，由于夜间作业，现场没有足够照明条件，使用汽车前大灯照明，操作人员使用长杆夹具拆卸放射源时未能锁定放射源，长杆夹具与井架磕碰后，放射源脱落，加之井盖与井盘不配套，有一个 20 cm 的缝隙，脱落的放射源从缝隙滚落，造成中子放射源（裸源）落井。

放射源落井事故发生后，事故单位没有按照规定向监管部门报告，内部商定了打捞方

案，采用辐射监测仪器探测到放射源落在井下 1 200 m 处。经过多次打捞失败后，放射源处于失控状态，事故单位向当地市监管部门报告。市应急办接到放射源落井事故报告后，迅速启动一般辐射事故应急预案，按照预先制定的应急人员名单，通知相关人员到市应急指挥部待命。

经证实，该落井放射源为一枚活度 5.92×10^{11} Bq（16 Ci）的 ^{241}Am/Be 中子源，属于Ⅲ类放射源。因对该枚放射源实施的打捞失败，属失控状态，按照《放射性同位素与射线装置安全和防护条例》的有关规定，市应急指挥部将此次事故定性为较大辐射事故，启动较大辐射事故应急预案，并向省级生态环境部门报告。省级生态环境部门接到报告后，迅速调配人员，一方面派遣技术人员赶赴现场，另一方面组织专家组成员待命。

省级生态环境部门技术人员赶到现场，立即对事故现场进行勘察，通过技术人员对现场的采样、监测、分析和调查后认定，周围环境处于正常本底水平状态，事故现场未受到放射性污染。现场技术人员多次打捞尝试未果，经现场监测，放射源打捞及封井过程未发现放射源破损现象，此次放射源失控事故没有对地面环境造成放射性污染，也没有对人员造成辐射伤害。最后当地政府在事故发生地设置了永久警示标志。应急状态解除。

7.2.11.2　源项分析

^{241}Am/Be 中子源半衰期为 432.2 年，对人体的照射途径为中子和γ射线产生的外照射，因此中子和γ射线是主要污染因子。如果放射源破损，且放射源由粉末灌注，则放射性粉末可能会对人体产生内照射。Am、Be 分属于极毒、高毒组，具有较强的化学毒性。

（1）可能存在的污染

在本案例中，放射源掉落在井下 1 200 m 处，放射源被人拿到直接照射的可能性很小。主要放射源破损，放射性粉末存在扩散并污染周围环境的可能，尤其是污染地下水，直接或间接对人体照射。钻井设备清洗、井口周围去污和封井处理过程中产生的污染泥浆和清洗污水收集也会对环境造成γ射线外照射。另外 Am、Be 分属于极毒、高毒组，具有较强的化学毒性，还需要考虑化学毒性影响。所以打捞方案必须经过严格论证，打捞作业和封井过程中必须谨慎小心，严防放射源包壳破损。

（2）辐射防护要点

γ射线防护要点：屏蔽防护，使用铅服、铅手套等辅助设备设施；尽量减少测量操作时间。

中子防护要点：首先是用轻元素材料（含氢多的材料，如水、石蜡、聚乙烯、聚丙烯、聚苯乙烯、聚酯等）使中子减速。用含锂或硼的材料，吸收慢中子，并减少次级γ射线的产生。

7.2.11.3 事故定级

本案例辐射事故定级为一般辐射事故，详见表7-10。

表 7-10 事故定级说明

定级依据	说明
事故类型	Ⅲ类放射源失控
最初定级	一般辐射事故（Ⅳ级响应）
事故可控性	可控
环境污染范围	未造成环境污染
人员伤亡	无
社会影响（舆情）	响应处理及时妥当，未对社会造成不良影响
最终定级	一般辐射事故（Ⅳ级响应）

7.2.11.4 演习要点

（1）重点关注

①舆情应对：该案例事故情景政府发出公告，并做出疏散群众准备，经勘察和技术人员对现场的采样、监测、分析和调查后认定，周围环境处于正常本底水平状态，事故现场未受到放射性污染，省级生态环境部门专家组建议现阶段不必疏散群众，这个过程要如何及时向公众传递消息，获得群众信任，回应和控制网上不实消息维护社会稳定，是演习重点之一。

②打捞和监测方案：打捞方案制定，监测工作如何参与并为打捞工作提供指导；封井后的监测，针对落井放射源在采取安全封井措施后对环境的影响问题进行跟踪监测，重点在监测方案制定以及出现污染等情况的处置。

（2）应急监测

①监测方法：封井前、打捞前先用辐射监测仪器对井下放射源的中子剂量率或γ辐射剂量率进行监测，掌握井下辐射场基本情况后，再实施打捞作业。在整个打捞过程中持续监测，密切监控辐射场变化，给打捞工作提供必要的信息。如果无法对井底放射源开展持续监测，应对抽出的泥浆等进行监测，在作业出现重要变化，如打捞失败等情况，再进行监测，与之前辐射场监测结果进行对比，判断可能的放射源破损和放射性污染情况。封井

后对封井效果进行监测，监测中子剂量率和γ辐射剂量率，以井口为圆心，监测范围从井口至保护边界。

②监测项目：γ辐射剂量率、中子剂量率。

③监测仪器：γ剂量率仪、中子剂量仪。

7.2.12　放射性测井Ⅳ类 ^{137}Cs 放射源失控造成放射性污染[*]

7.2.12.1　事故情景

××××年××月××日，某地质局在一井田使用一枚活度为 2.59×10^9 Bq 的 ^{137}Cs 放射源勘探测井，因井孔内情况不稳定，作业时突发井孔挤压，操作人员强制提拉导致钻具断裂，放射源卡在井下 1 000 m 深处。经过多次打捞未果后，放射源处于失控状态，事故单位向当地生态环境部门报告。市应急办接到放射源落井事故报告后，迅速启动一般辐射事故应急预案，通知相关人员到市应急指挥部待命。经了解该枚放射源实施打捞失败，属失控状态，并核实到该落井放射源为一枚活度为 2.59×10^9 Bq 的 ^{137}Cs 放射源，属于Ⅳ类放射源。按照《放射性同位素与射线装置安全和防护条例》的有关规定，市应急指挥部将此次事故定性为一般辐射事故，并启动一般辐射事故应急预案。考虑到技术力量有限，市应急指挥部即刻向省辐射站报告，并请求省辐射站负责本次事故应急的现场处置工作。省辐射站接到报告后，按照一般辐射事故应急预案，迅速调配人员、出动应急车辆设备赶赴事故现场，并在市应急办的配合下组建了现场调查小组。现场调查小组听取了现场情况汇报，经向施工人员询问了解情况后，立即采取控制措施，要求事故单位立刻停止打捞，防止造成放射源破损，并设立警戒线保护好现场。通过现场的监测分析，初步认定被卡放射源打捞时已造成外壳破裂，井下及井口周围受到小范围污染。现场调查小组要求事故责任单位立刻对泥浆池和泥浆槽内所有泥浆全部进行塑料布覆盖封存。现场调查小组责令地质局限期完成去污封井工作。钻井设备清洗、井口周围去污和封井处理全部完成，并将所有污染泥浆和清洗污水收集。事故单位完成了对事故油井封井工作。经批准后，将收集到的放射性废物运至省级放射性废物库贮存。现场处理完毕后，经现场调查小组监测，周围环境处于正常本底水平状态。应急状态解除。

7.2.12.2　源项分析

事故中放射源为 ^{137}Cs 放射源，^{137}Cs 放射源主要产生γ射线，半衰期为 30.167 1 年，在

---

[*] 本节由何贤文、常盛编写，肖丽娥审阅。

正常使用或操作条件下，密封放射源对环境不会产生明显影响。

（1）可能存在的污染

在本事故中放射源处于失控状态，并且在打捞时造成了外壳破裂，在打捞过程中会对井眼周围环境造成γ射线外照射；另外，钻井设备清洗、井口周围去污和封井处理过程中产生的污染泥浆和清洗污水收集也会对环境造成γ射线外照射。

（2）辐射防护要点

γ射线防护要点：屏蔽防护，使用防化服、铅服、铅手套等辅助设备设施；尽量减少测量操作时间。

7.2.12.3 事故定级

本案例辐射事故定级为一般辐射事故，详见表 7-11。

表 7-11 事故定级说明

定级依据	说明
事故类型	IV类放射源失控
最初定级	一般辐射事故（IV级响应）
事故可控性	可控
环境污染范围	造成一定范围环境污染
人员伤亡	无
社会影响（舆情）	响应处理及时妥当，未对社会造成不良影响
最终定级	一般辐射事故（IV级响应）

7.2.12.4 演习要点

（1）重点关注

打捞方案制定，监测工作如何参与并为打捞工作提供指导；封井后的监测，针对落井放射源在采取安全封井措施后对环境的影响进行跟踪监测，重点在监测方案制定以及出现污染等情况的处置。

（2）应急监测

①监测方法：放射源打捞过程中，在井眼周围四个方位上选择 1～3 个距离点和工人工作位上布设外照射监测点；打捞提升时在工人工作位附近进行监测；工作人员和监测人员佩戴个人剂量计。放射源打捞封井后，在打捞过程布设的监测点位上再进行一次外照射监测，在原井眼正上方布设一个外照射监测点。

②监测项目：X-γ辐射剂量率、β表面污染。

③监测仪器：X-γ辐射剂量率仪，α、β表面污染监测仪。

7.2.13　放射性测井 II 类放射源失控[*]

7.2.13.1　事故情景

××××年××月××日，某测井队在完成测井任务上提测井仪器时，由于井壁垮塌，仪器上提到 880 m 处遇卡。在解卡过程中，电缆被拉断，造成测井仪器落井。经过多次打捞未果后，放射源属失控状态，事故单位向当地省辐射站报告。省辐射站接到放射源落井事故报告后，迅速向省应急办汇报，获得批准后，立即启动辐射事故应急预案，按照预先制定的应急人员名单，通知相关人员到省应急指挥部待命。经核实，该测井仪器装有 ^{241}Am/Be 放射源（事故时活度为 $6.92×10^{11}$ Bq，为 II 类源）和 ^{137}Cs 放射源（事故时活度为 $5.55×10^{10}$ Bq，为 IV 类源）各 1 枚。因对该枚放射源实施的打捞失败，属失控状态，按照《放射性同位素与射线装置安全和防护条例》的有关规定，省应急指挥部将此次事故定性为重大辐射事故，并启动重大辐射事故应急预案。

按照重大辐射事故应急预案，省辐射站迅速调配人员，一方面派遣技术人员赶赴现场，另一方面组织专家组成员待命。现场调查小组在事故现场听取了情况汇报，进行了现场查看，报应急指挥部批准后，立即采取控制措施，要求事故单位立刻停止打捞，防止造成放射源破损，并设立警戒线保护好现场。通过现场的监测分析，在循环泥浆中未发现放射性污染。现场将有关探测数据回传给专家组，专家论证一致认为仪器处于泥岩段，没有渗透性，初步认定放射源外壳完整，建议组织事故单位继续打捞。该单位多次组织打捞未获成功，申请对事故井采取了封固填井措施，获批。事故单位完成了对事故井封井措施。现场处理完毕后，经现场调查小组监测，周围环境处于正常本底水平状态，放射源打捞及封井过程未发现测井仪器破损现象，此次放射源失控事故没有对地面环境造成放射性污染，也没有对人员造成辐射伤害。应急状态解除。

7.2.13.2　源项分析

事故中放射源有 ^{137}Cs 放射源和 ^{241}Am/Be 放射源，^{137}Cs 放射源主要产生γ射线，半衰期为 30.167 1 年。Am/Be 中子源半衰期为 432.2 年，对人体的照射途径为中子和γ射线产生的外照射；另外，Am、Be 分属于极毒、高毒组，具有较强的化学毒性，一旦在人、畜饮

---

[*] 本节由何贤文、常盛编写，肖丽娥审阅。

用水水源中监测到，还需要考虑内照射的和化学毒性影响。

（1）可能存在的污染

如果放射源破损，并且放射源是由粉末灌注的情况，放射性粉末存在扩散并污染周围环境的可能。

（2）辐射防护要点

γ射线防护要点：屏蔽防护，使用铅服、铅手套等辅助设备设施；尽量减少测量操作时间。

中子防护要点：用轻元素材料（含氢多的材料，如水、石蜡、聚乙烯、聚丙烯、聚苯乙烯、聚酯等高聚物）使中子减速，再用锂或硼的材料（如氟化锂、溴化锂、氢氧化锂、氧化硼、硼酸和碳化硼等）吸收慢中子，并减少次级γ射线的产生。

7.2.13.3 事故定级

本案例辐射事故定级为重大辐射事故，详见表 7-12。

表 7-12 事故定级说明

定级依据	说明
事故类型	Ⅱ类放射源失控
最初定级	重大辐射事故（Ⅱ级响应）
事故可控性	可控
环境污染范围	未造成环境污染
人员伤亡	无
社会影响（舆情）	响应处理及时妥当，未对社会造成不良影响
最终定级	重大辐射事故（Ⅱ级响应）

7.2.13.4 演习要点

（1）重点关注

①舆情应对：该情景涉及政府信息公开、处理过程、处理结论的及时公布，如何把握好度，获得群众信任，回应和控制网上不实消息以维护社会稳定，是演习重点之一。

②打捞和监测方案：打捞方案制定，监测工作如何参与并为打捞工作提供指导；封井后的监测，针对落井放射源在采取安全封井措施后对环境的影响问题进行跟踪监测，重点为监测方案制定以及出现污染等情况的处置。所以打捞方案必须经过严格论证，打捞作业和封井过程中必须谨慎小心，严防放射源包壳破损。

（2）应急监测

①监测方法：放射源打捞前，在井眼周围四个方位上选择 1~3 个距离点和工人工作位上布设外照射和中子监测点。放射源打捞过程如提升时在工人工作位监测外照射和中子，工作人员和监测人员佩戴个人剂量计。放射源打捞封井后，重复一次打捞前的监测，在原井眼正上方布设一个外照射监测点。

②监测项目：γ辐射剂量率、中子剂量率。

③监测仪器：X-γ辐射剂量率仪、中子剂量率仪。

7.2.14 医用 ^{137}Cs 放射源（V类）被盗[*]

7.2.14.1 事故情景

××医院核医学科使用 1 枚 ^{137}Cs 密封放射源（初始活度为 1.26×10^6 Bq，V类），用于放射性药品活度计的校准。数日后，核医学科工作人员在进行放射性药品活度计的校准前，发现放射源被盗。核医学科两名工作人员在现场发现 1 枚 ^{137}Cs 放射源（V类）丢失，立即向部门主管汇报现场情况。部门主管接到汇报情况后，迅速查看现场，并上报医院。

医院随即按照应急预案向公安、生态环境部门报告。公安部门与生态环境部门接到报告后随机赶赴现场。专案组民警通过查看医院内部的监控设备，先后对案发周边居民、工厂工人进行重点排查、宣传，对厂区附近村庄、山坡、废品收购站进行逐一排查。经过几天的工作，专案组在事故单位附近找到被盗的放射源（分析应为作案人员摄于侦查工作深入开展的压力偷偷将放射源送回）。经该医院相关工作人员辨认，系医院丢失的 ^{137}Cs 放射源。

工作人员妥善处理放射源，确保放射源位于可控状态，并对周围出现的相关人员进行排查，对于可能受到辐射伤害的人员送至相关医院，或者医院立即派人赶赴事故现场，采取救治措施。

在确定符合应急终止条件后，总指挥下达应急终止指令，终止事故应急。

7.2.14.2 源项分析

^{137}Cs 的半衰期为 30.0 年，γ射线能量为 662 keV，γ射线能量高，穿透力强。因此，γ射线是该事故中的主要污染因子。

（1）可能存在的污染

该核医学科的 1 枚 ^{137}Cs 密封放射源主要用于活度计校准。当 ^{137}Cs 密封放射源外包装

---

[*] 本节由向辉云、贾牧霖编写，肖丽娥审阅。

完好时，主要考虑的是γ射线外照射的辐射防护；当 ^{137}Cs 放射源包装破损，外壳出现裂纹时，除了考虑γ射线外照射的辐射防护，还需要通过仪器确认是否对周围环境造成污染，必要时进行去污操作。

（2）辐射防护要点

对于γ射线的外照射防护，主要采取时间防护、距离防护、屏蔽防护。即在现场的应急工作人员应当根据情况尽量减少操作时间，并与放射源保持一定的距离，穿戴铅防护衣服（铅服、铅帽、铅眼镜等）。

7.2.14.3 事故定级

本案例辐射事故定级为一般辐射事故，详见表 7-13。

表 7-13 事故定级说明

定级依据	说明
事故类型	V类 ^{137}Cs 密封放射源被盗
最初定级	一般辐射事故（Ⅳ级响应）
事故可控性	可控
环境污染范围	在事故中，密封放射源的外包装未出现破损，在放射源收贮后，通过仪器监测结果，未对周围环境造成污染
人员伤亡	由于放射源活度较低，屏蔽完好，表面的辐射剂量率较低。虽然有公众人员与工作人员接触，但是经过检查发现未造成伤亡
社会影响（舆情）	各部门应急响应处理及时妥当，未对社会造成不良影响
最终定级	一般辐射事故（Ⅳ级响应）

7.2.14.4 演习要点

（1）重点关注

理顺应急流程：在发生放射源丢失事故后，应当按照要求启动本单位的辐射事故应急方案，采取必要的防护措施，并在 2 h 内填写《辐射事故报告表》，向当地生态环境部门和公安部门报告。通过演习，能够理顺应急流程，检验和提高指挥人员的相互协作能力，明确各部门的职责划分，提高各部门的应急救援水平。

（2）应急监测

①监测方法：在确定放射源的可能位置后，在该区域进行排查，确定放射源位置。使用γ核素分析仪对放射性核素进行分析，确定核素类别。将放射源合理处置包装、转移出该区域环境后，通过便携式γ剂量率对该场所进行测量，如果γ辐射剂量率出现异常，表明

该场所可能受到污染；如果γ辐射剂量率与环境本底水平相当，需要通过α、β表面污染测量仪进行监测，再次确认该场所是否受到污染。针对在污染场所进行活动的人员，需利用表面污染仪监测人员皮肤表面是否受到沾污。

②监测项目：X-γ辐射剂量率、β放射性表面污染。

③监测仪器：X-γ辐射剂量率仪，α、β表面污染测量仪。

7.2.15　医用 ^{137}Cs 放射源失控[*]

7.2.15.1　事故情景

××医院核医学科有用于诊疗仪器校准、刻度的 1 枚 ^{137}Cs 密封放射源（初始活度为 $1.26×10^6$ Bq，V 类）。在设备闲置时，医院将该枚放射源封存于医院旧核医学科病区放射源贮藏室内，由于未建立放射源管理台账，核医学科在进行搬迁时该放射源被遗忘。××××年××月××日，××市政部门施工队在城市道路扩建拆除该医院核医学科旧楼，遗留在该楼内的放射源被挖出。经现场人员辨认是危险物品，随后向××医院进行了汇报，医院内部调查确认是其遗忘在核医学科旧楼的 ^{137}Cs 放射源，随即向省级生态环境厅报告。生态环境厅立即启动了《××省级辐射事故应急响应方案》，迅速组织省级辐射环境监督管理站前往事发现场进行调查，在公安部门的配合下，控制了 1 枚放射源，经过对放射源安全状态及存放地进行监测，未发现放射性污染，在对放射源进行包装后，移送至××城市放射性废物库贮存。

7.2.15.2　源项分析

^{137}Cs 的半衰期为 30.0 年，γ射线能量为 662 keV，能量高，γ射线穿透力强。因此，γ射线是该事故中的主要污染因子。

（1）可能存在的污染

该核医学科的 1 枚 ^{137}Cs 密封放射源主要用于活度计校准。当 ^{137}Cs 密封放射源外包装完好时，主要考虑的是γ射线外照射的辐射防护；当 ^{137}Cs 放射源包装破损，外壳出现裂纹时，除了考虑γ射线外照射的辐射防护，还需要通过仪器确认是否对周围环境造成污染，必要时进行去污操作。

（2）辐射防护要点

对于γ射线的外照射防护，主要采取时间防护、距离防护、屏蔽防护，即在现场的应

---

* 本节由向辉云、贾牧霖编写，肖丽娥审阅。

急工作人员应当根据情况尽量减少操作时间，并与放射源保持一定的距离，穿戴铅防护衣服（铅服、铅帽、铅眼镜等）。

7.2.15.3 事故定级

本案例辐射事故定级为一般辐射事故，详见表 7-14。

表 7-14 事故定级说明

定级依据	说明
事故类型	V 类 ^{137}Cs 密封放射源失控
最初定级	一般辐射事故（IV级响应）
事故可控性	可控
环境污染范围	^{137}Cs 放射源的外包装未出现破损，通过应急监测结果可知，未造成环境污染
人员伤亡	无
社会影响（舆情）	事故现场有施工人员聚集，可能引起社会舆论。但是应急过程中，相关单位处理及时，在社会未出现不实言论或谣言
最终定级	一般辐射事故（IV级响应）

7.2.15.4 演习要点

（1）重点关注

放射源被盗或遗失，将会给周边社会造成极为恶劣的影响，如果群众在无意识的情况下长时间地接触放射源，将会影响身体健康。如果该事件处理不当，将导致事故扩大，造成周围社会的不稳定，引起社会恐慌。在社会出现不实言论或谣言时，应当注意及时发布正确信息。所以，舆情控制是本次演习的重点。

（2）应急监测

①监测方法：监测时以可疑物体为圆心，采用逐步靠近方式逐渐靠近可疑物体，监测X-γ辐射剂量率。同时使用γ核素分析仪对放射性核素进行分析，确定核素类别。放射源收贮后，使用表面污染监测仪对地面、人员穿戴的衣物手套、使用的工具等进行监测。必要时进行去污；如果需要清理污染场地，应当对污染处置现场进行监测，检验清污效果；对周围受影响的地区与环境，使之恢复到正常状态。

②监测项目：X-γ辐射剂量率、β放射性表面污染。

③监测仪器：X-γ辐射剂量率仪，α、β表面污染测量仪。

7.2.16　医用 ^{90}Sr/^{90}Y 放射源（Ⅴ类）丢失[*]

7.2.16.1　事故情景

××医院核医学科使用 1 枚 ^{90}Sr/^{90}Y 密封放射源（初始活度为 $7.4×10^8$ Bq，Ⅴ类），开展皮肤毛细血管瘤等敷贴治疗项目。由于其他原因，该治疗项目开展的次数较少，且由于核医学科场所限制，工作人员将放射源存放于距离核医学科较远的储藏室中。需要使用时，再从储藏室取出。直至××××年××月××日，核医学科工作人员发现放射源不在专用的储藏室中。工作人员向医院领导报告，启动本单位《辐射事故应急预案》，同时向生态环境主管部门报告。

根据医院方面提供的信息，应急监测人员对核医学科到储藏室之间的灌木丛与绿化带进行重点监测和排查。最终在该区域找到放射源。工作人员妥善处理放射源，确保放射源处于可控状态；对放射源丢失的位置及周围环境进行监测，监测结果表明该处环境未受到放射性污染。现场工作小组实时了解现场情况，妥善处理放射源，在确定符合应急终止条件后，向应急领导小组提出申请，确认好下达应急终止指令，终止事故应急。

7.2.16.2　源项分析

^{90}Sr/^{90}Y 皮肤敷贴器为能产生短射程β射线的放射性核素治疗设备。^{90}Sr 为纯β放射性核素，发射最大能量为 0.546 MeV 的β射线，^{90}Sr 的衰变子体是 ^{90}Y，发射最大能量为 2.28 MeV 的β射线。0.6 MeV 与 2.5 MeV 的β射线在皮肤组织中的最大射程分别为 2.46 mm 和 14.3 mm，在诊疗时病人的身体完全能够阻挡这两种能量的β射线，但当β粒子被源周围物质（特别是重原子序数的物质）阻止时，会产生轫致辐射，即产生 X 射线。

（1）可能存在的污染

X 射线的贯穿能力较强，需采用一定的防护措施。所以，^{90}Sr/^{90}Y 皮肤敷贴器项目的主要外照射影响因子是 X 射线。

（2）辐射防护要点

主要采取时间防护、距离防护、屏蔽防护，即在现场的应急工作人员应当根据情况尽量减少操作时间，使用远距离操作，佩戴防护用品（有机玻璃眼罩或面罩等）。

7.2.16.3　事故定级

本案例辐射事故定级为一般辐射事故，详见表 7-15。

---

[*] 本节由向辉云、刘璟编写，肖丽娥审阅。

表 7-15　事故定级说明

定级依据	说明
事故类型	V类密封放射源丢失
最初定级	一般辐射事故（IV级响应）
事故可控性	可控
环境污染范围	未造成环境污染
人员伤亡	由于放射源丢失在灌木丛中，且及时发现，未发现公众成员接触放射源，尚未造成人员伤亡
社会影响（舆情）	相关单位在事故发生后，响应处理及时妥当，未对社会造成不良影响
最终定级	一般辐射事故（IV级响应）

7.2.16.4　演习要点

（1）重点关注

通过开展应急演习，检验应急预案的实用性、科学性，明确相关人员的职责划分，提高应急应变能力，提高对突发事件的认识，取得经验以改进应急应变能力。评估相关单位的应急准备状态，发现并修改应急预案和行动程序中的缺陷和不足。识别应急资源需求，动员和整合内外部应急资源的能力。所以，检验应急预案是本次演习的重点。

（2）应急监测

①监测方法：根据放射源的类型选择不同种类探测器能量响应仪器（如 AT1123 等）。监测时以可疑物体为圆心，采用逐步靠近方式逐渐靠近可疑物体，同时使用γ核素分析仪对放射性核素进行分析，确定核素类别。放射源收贮后，使用表面污染监测仪对地面、人员穿戴的衣物手套、使用的工具等进行监测。必要时进行去污；如果需要清理污染场地，应当对污染处置现场进行监测，检验清污效果；对周围受影响的地区与环境，使之恢复到正常状态。

②监测项目：X-γ辐射剂量率、β放射性表面污染。

③监测仪器：X-γ辐射剂量率仪，α、β表面污染测量仪。

7.2.17　医用 ^{90}Sr/^{90}Y 放射源（V类）破损[*]

7.2.17.1　事故情景

××医院核医学科使用 1 枚 ^{90}Sr/^{90}Y 密封放射源（初始活度为 7.4×10^8 Bq，V类），开

---

[*] 本节由向辉云、贾牧霖编写，肖丽娥审阅。

展皮肤毛细血管瘤等敷贴治疗项目。××××年××月××日，医院核医学科开展辐射环境监测，在贮存皮肤敷贴器的保险箱表面监测到β粒子计数率异常。立即向部门主管汇报现场情况。部门主管接到汇报情况后，迅速查看现场，并上报医务科、保卫科、急诊科及院领导。

发生事故后，事故单位立即启动应急预案，采取必要的辐射防护措施，并向当地生态环境部门与公安部门报告。生态环境部门值班人员接到报告后立即启动一般辐射事故应急预案，通知相关人员到指挥室进行处理，成立应急指挥领导小组，向相关政府部门进行事故报告，并指挥各相关部门到现场调查、监测。现场工作小组实时了解现场情况，妥善处理放射源，在确定符合应急终止条件后，向应急领导小组提出申请，确认好下达应急终止指令，终止事故应急。

7.2.17.2 源项分析

^{90}Sr/^{90}Y 皮肤敷贴器为能产生短射程β射线的放射性核素治疗设备。^{90}Sr 为纯β放射性核素，发射最大能量为 0.546 MeV 的β射线，^{90}Sr 的衰变子体是 ^{90}Y，发射最大能量为 2.28 MeV 的β射线。0.6 MeV 与 2.5 MeV 的β射线在皮肤组织中的最大射程分别为 2.46 mm 和 14.3 mm，在诊疗时病人的身体完全能够阻挡这两种能量的β射线，但当β粒子被源周围物质（特别是重原子序数的物质）阻止时，会产生轫致辐射，即产生 X 射线。

（1）可能存在的污染

X 射线的贯穿能力较强，需采用一定的防护措施。所以，^{90}Sr/^{90}Y 皮肤敷贴器项目的主要外照射影响因子是 X 射线。

（2）辐射防护要点

主要采取时间防护、距离防护、屏蔽防护，即在现场的应急工作人员应当根据情况尽量减少操作时间，使用远距离操作，佩戴防护用品（有机玻璃眼罩或面罩等）。

7.2.17.3 事故定级

本案例辐射事故定级为一般辐射事故，详见表 7-16。

表 7-16 事故定级说明

定级依据	说明
事故类型	V 类密封放射源失控（破损）
最初定级	一般辐射事故（Ⅳ级响应）
事故可控性	可控

定级依据	说明
环境污染范围	对核医学科场所部分区域产生一定的污染，但是通过去污等处理，已经使该区域恢复到事故发生前环境本底水平。由于处理得当，未对周围环境造成污染
人员伤亡	无
社会影响（舆情）	事故发生在医院控制区内，无公众成员参与。工作人员操作得当，处理及时，未对社会造成不良影响
最终定级	一般辐射事故（IV级响应）

7.2.17.4　演习要点

（1）重点关注

通过开展应急演习，评估相关单位动员和管理应急响应行动的应急能力，明确应急预案所涉及的相关单位和人员的应急职责，规范和强化参演人员应对突发辐射事故的应急处理能力。

（2）应急监测

①监测方法：由于不同种类探测器对不同能量的 X 射线探测效率是不同的，因此需要根据放射源的类型有针对性地选择仪器（如 AT1123 等）。监测时以可疑物体为圆心，采用逐步靠近方式逐渐靠近可疑物体，同时使用γ核素分析仪对放射性核素进行分析，确定核素类别。在核医学科区域确定α、β的本底范围，然后进入可能污染的区域，对皮肤敷贴器使用场所进行监测（使用α、β表面污染沾污仪），根据监测结果（远高于该区域的α、β的本底水平）进行排查。

②监测项目：X-γ辐射剂量率、β放射性表面污染。

③监测仪器：X-γ辐射剂量率仪，α、β表面污染测量仪。

7.2.18　后装治疗机用Ⅲ类放射源失控[*]

7.2.18.1　事故情景

××医院一台后装治疗机出现卡源事故，一枚 ^{192}Ir（Ⅲ类放射源）处于失控状态。此次事故由于发现及时未造成人员超剂量照射。

××××年××月××日，××医院在一次正常的治疗使用后，治疗室内的在线监测

---

[*] 本节由石伟力、何贤文编写，肖丽娥审阅。

装置显示后装机还处于正常使用时的剂量水平。经核实，工作人员发现放射源无法回到存储的安全位置，发现异常情况后迅速报告了医院的应急带班领导，院方按程序启动了辐射事故应急预案，同时向卫生主管部门进行事故报告。

接到事故报告后，卫生部门立即向当地市级辐射事故指挥部报告。考虑到本次事故为 III 类放射源失控，属于较大辐射事故，市级辐射事故指挥部立即向省级辐射事故指挥部汇报。接到报告后，省级辐射事故指挥部启动较大辐射事故应急响应，同时成立现场处置组，指导现场应急处置工作。现场处置组听取院方的应急处置方案后，认为可行。经检测，最终认定此次事故的原因是发热量过大造成驱动退源的电路板烧毁，并且应急退源的蓄电池电量不足。院方的专职人员通过数次技术手段，最终成功将放射源手动复位。技术人员对事故现场进行放射性监测，确认现场辐射环境恢复到本底水平。事故放射源操作人员接受健康体检，未发现超剂量照射情况。现场应急处置已无继续的必要，应急响应终止，现场应急状态解除。

根据本次辐射事故的性质，决定不予公开本次事故应急的有关信息。现场处置组专家对医院的辐射岗位人员进行了辐射安全知识讲解，消除辐射岗位人员的顾虑，进一步强化辐射安全意识，引导其正确认识、安全使用放射源。

7.2.18.2　源项分析

后装治疗机出现卡源现象，放射源无法复位，经过技术手段，成功将放射源手动复位，放射源未发生泄漏。放射源为 ^{192}Ir，属于 III 类放射源。^{192}Ir 半衰期为 73.83 d，衰变发出γ射线的平均能量为 0.36 MeV。因此，III 类放射源发射的γ射线是该事故的主要放射性污染因子。

（1）可能存在的污染

III 类放射源为危险源，在没有防护的情况下，接触这类源几小时就可对人造成永久性损伤。所以应确保应急工作人员接受的应急照射满足正当性要求，严格控制应急工作人员的受照时长，做好个人防护，避免不必要的照射。

（2）防护要点

①现场监测、处置人员应做好个人防护，备好防护服、防护口罩、手套、脚套、个人剂量报警仪、个人剂量计等待用。

②处置完毕后，应对进入辐射事故现场的应急人员、工具等可能带来的污染进行监测。必要时进行洗消处理，洗消后的污水要妥善处理，防止造成二次污染。

③应急过程中产生的废弃品，分类收储，妥善处理。

7.2.18.3 事故定级

本案例辐射事故定级为较大辐射事故，详见表7-17。

表7-17 事故定级说明

定级依据	说明
事故类型	III类放射源失控
最初定级	较大辐射事故（III级）
事故可控性	可控
环境污染范围	未造成周围环境污染
人员伤亡	无
社会影响（舆情）	响应处理及时，同时第一时间控制好舆论，消除职工顾虑，未造成不良影响
最终定级	较大辐射事故（III级）

7.2.18.4 演习要点

（1）重点关注

①应急处置：院方的专职人员通过数次技术手段，最终成功将放射源手动复位。放射源回位后，技术人员对现场进行监测，事故现场辐射环境处于本底水平，未发现放射性污染。事故放射源操作人员接受健康体检，未发现超剂量照射情况。

②舆情应对：该事故类型是核医学环境下发生的III类放射源失控事故，容易给医院职工带来心理压力，造成恐慌。如果对舆论不能进行良性引导，舆情处理不当，职工的错误认知会不断积累，影响工作和生产。

（2）应急监测

①监测方法：放射源回位后，对事故现场的辐射环境进行监测。

②监测项目：γ辐射剂量率。

③监测仪器：X-γ剂量率仪。

7.2.19 移动放射源运输途中被盗事故[*]

7.2.19.1 案例情景

××探伤公司两名工作人员在某市郊区完成现场作业后，由于天色已晚且作业现场距

---

[*] 本节由刘瑛霞、李玮编写，张东栋审阅。

离项目部路程遥远，两名工作人员返回途中在路边一家餐馆用餐，装有探伤机的车辆停放于餐馆门口。用餐期间，车上装载的探伤机被盗走，探伤机内一枚 II 类 ^{192}Ir 放射源丢失，被盗时活度约为 $9.33×10^{11}$ Bq。19 时，两人用餐结束发现探伤机被盗，立即将事故情况上报公司，公司组织人员寻找未果后，20 时将事故情况上报生态环境、公安等相关部门。

接到报告后，生态环境、公安等相关部门立即启动应急预案，迅速开展应急响应工作。由于餐馆门口及附近无视频监控设备，通过初步调查未获得有效线索，考虑到被盗放射源为高危险源，且事故地点位于人群集聚地，为避免当地群众受到误照，由当地宣传部门组织当地报社、电视台在报纸、电视新闻及微信中发布紧急通告，并在案发地周围张贴通告，动员群众积极提供线索。第二天上午，根据群众提供的线索，在距事故发生地 3 km 外的一个废品回收站发现被盗的探伤机。经调查，该探伤机由两个不明身份人员于事发当日傍晚送至废品回收站按废铁进行售卖。经对探伤机及其周围环境全面监测，确认放射源未被破坏，对其周围环境也未造成辐射污染；经对废品回收站工作人员及附近居民进行进一步检查，事故未造成人员放射性损伤。最终将该放射源安全转移到放射源暂存库，应急响应终止。

7.2.19.2　源项分析

被盗探伤机内配置一枚 II 类 ^{192}Ir 放射源，被盗时活度约为 $9.33×10^{11}$ Bq。II 类放射源为高危险源，若放射源从屏蔽体中脱落，在没有防护的情况下，近距离接触会对人体造成外照射，接触几小时至几天可致人死亡。

^{192}Ir 主要应用于工业 γ 照相探伤和医学肿瘤治疗等，主要衰变方式为 β 衰变，伴随发出 γ 射线，主要 γ 射线能量为 316.5 keV、468 keV，半衰期为 73.8 d。因此，γ 射线是该事故中的主要污染因子。

（1）可能的污染

^{192}Ir 放射源如果失去屏蔽，人体近距离接触会受到放射性损伤。例如，包壳破裂，^{192}Ir 核素可通过吸入或皮肤污染进入人体引起内照射，同时可对周围环境造成放射性影响。

（2）辐射防护要点

现场应急人员应携带 γ 辐射剂量率监测设备，佩戴个人剂量计、个人剂量报警仪，穿戴防护服、口罩、手套、脚套，丢失的放射源找到后，应使用收贮专用车辆送至放射源暂存库。

7.2.19.3 事故定级

本案例辐射事故定级为重大辐射事故，详见表 7-18。

表 7-18 事故定级说明

定级依据	说明
事故类型	Ⅱ类密封放射源被盗
事故可控性	可控
环境污染程度	未造成环境放射性污染后果
人员伤亡	未造成人员放射性损伤
社会影响（舆情）	响应处理及时妥当，舆情可控
定级	重大辐射事故（Ⅱ级响应）

7.2.19.4 演习要点

（1）关注重点

①事故发生后，要在第一时间开展有效舆情引导、积极应对，实时发布事故处置进展，避免处理不当引起公众恐慌，影响社会稳定。

②调查受照人群，对相关人员进行健康体检和医学观察。

③响应过程中要注意对人员的防护。

（2）应急监测

①监测项目：γ辐射剂量率，核素识别，α、β表面污染。

②监测方法：使用车载高压电离室和高量程便携式γ辐射剂量率仪对重点区域进行巡测，也可使用γ剂量率热点成像系统对放射源进行定位。确认放射源位置后，由远及近进行监测，找到放射源后进行核素识别及表面污染测量，进一步确认核素类别、放射源是否破损。

③监测仪器：便携式γ辐射剂量率仪，车载高压电离室，便携式γ谱仪，α、β表面污染测量仪，γ剂量率热点成像系统等。

7.2.20 废旧放射源收贮运输事故[*]

7.2.20.1 案例情景

××日，××放射源运输公司一辆装载 1 枚Ⅲ类 ^{137}Cs 废旧放射源车辆在运输途中由

---

[*] 本节由刘瑛霞、李玮编写，张东栋审阅。

于违规超车，与其他车辆碰撞后翻车，车辆侧翻在路边草地上，车上装载的源罐从车厢内掉出，驾驶员和押运员受轻伤。

事故发生后，驾驶员立即将事故情况报告公司，同时上报当地生态环境、公安部门。接到报告后，生态环境、公安、卫生等相关部门立即启动应急预案，迅速赶赴事故现场开展调查、监测、人员救治等工作。经现场调查监测，源罐从车厢内掉出并破损，放射源从源罐内脱落，^{137}Cs 放射源现存活度为 $9.0×10^{11}$ Bq。事故发生地为非人群聚居区，南侧 50 m 为一河流，事发时有小雨。

在开展调查的同时，为防止放射源破损后受雨水冲刷对周围地面及附近河流造成放射性污染，在事故现场设置拦截坝。经过现场调查监测，最终成功在现场找到从源罐脱落的放射源，并确认为失控的 ^{137}Cs 放射源，且包壳有破损，对放射源进行重新包装，装入铅箱后由专用运输车辆送至放射源暂存库暂存，对现场周边河流水体和土壤进行实验室分析，对污染事故现场进行清理，环境恢复至本底水平，事故造成的放射性影响消除，应急响应终止。

7.2.20.2 源项分析

事故中 ^{137}Cs 放射源活度为 $9.0×10^{11}$ Bq，属于Ⅲ类放射源。Ⅲ类放射源为危险源，在没有防护的情况下，接触几小时就可对人造成永久性损伤，接触几天至几周可致人死亡。

^{137}Cs 广泛应用于工业、医学、农业及生物学等领域，主要衰变方式为β衰变，伴随发出γ射线，主要γ射线能量为 661.7 keV，半衰期为 30.018 年。因此，γ射线是该事故中的主要污染因子。

（1）可能的污染

放射源如果失去屏蔽，人体近距离接触会受到放射性损伤。放射源包壳破损，可通过吸入或皮肤污染进入人体，^{137}Cs 进入人体后易被吸收，滞留在全身软组织中，尤其是肌肉中，较大量放射性铯摄入体内后可引起急、慢性损伤，同时可对周围环境造成辐射污染。

（2）辐射防护要点

现场应急人员应携带γ辐射剂量率、表面污染测量仪器，佩戴个人剂量计、个人剂量报警仪，穿戴防护服、口罩、手套、脚套，使用专用收贮车辆将放射源送贮至放射源暂存库，处置完毕后将处置工具、人员防护用品等统一收集处理。

7.2.20.3 事故定级

本案例辐射事故定级为较大辐射事故，详见表 7-19。

表 7-19　事故定级说明

定级依据	说明
事故类型	III类放射源运输失控事故
放射性核素类型	^{137}Cs
环境污染程度	对事故区域造成放射性影响
事故可控性	可控
人员伤亡	2名运输人员受伤，未造成放射性损伤
社会影响（舆情）	响应处理及时妥当，舆情可控
定级	较大辐射事故（III级响应）

7.2.20.4　演习要点

（1）关注重点

①事故发生后，要尽快确认放射源位置、状态以及放射源金属包壳破损情况。

②现场需采取紧急控制措施，防止放射源粉末受雨水冲刷后，对周围环境造成大范围放射性污染。

③响应过程中要注意对人员的防护。

（2）应急监测

①监测项目：γ辐射剂量率，核素识别，气溶胶、土壤中γ核素活度浓度，气溶胶总α、总β比活度，水中 ^{137}Cs，α、β表面污染。

②监测方法：使用高量程便携式γ辐射剂量率仪对事故区域进行巡测，也可使用γ剂量率热点成像系统对放射源进行定位，确认放射源位置后，由远及近进行监测，同时采集周边气溶胶进行放射性水平分析。找到放射源后进行核素识别及表面污染测量，同时采集放射源所在位置土壤及周边河流水体样品进行实验室分析。处置结束后，使用便携式γ辐射剂量率仪对事故区域及周边进行恢复后监测，也可使用γ剂量率热点成像系统判断现场恢复情况，确保现场恢复至本底水平。

③监测仪器：便携式γ辐射剂量率仪，便携式γ谱仪，γ能谱，低本底α、β计数器，α、β表面污染测量仪，γ剂量率热点成像系统等。

7.2.21　中子测井仪运输事故[*]

7.2.21.1　案例情景

××日，××测井公司工作人员，完成当天作业后携带中子测井仪返回公司，在运输途中，未按规定对放射源运输的多重安全保护措施进行检查，到达公司后发现运输车后门为打开状态，随即检查发现车上装有 1 枚活度为 3.7×10^{11} Bq 的Ⅲ类 Am/Be 中子源的铅罐丢失，沿途返回寻找未果后，将事故情况上报有关部门。

接到报告后，生态环境、公安、卫生等相关部门立即启动应急预案，迅速赶赴现场开展应急响应，对运输路线沿途区域进行巡测。由于运输路线沿途有人群聚居区，为避免当地群众受到误照，由当地宣传部门在微信、报纸、电视新闻中发布紧急通告，并在案发地周围张贴通告，动员群众积极提供线索。经过全面搜寻，最终在距离运输路线 5 km 处的废旧车库内找到丢失的铅罐，经检测，铅罐无破损，铅罐内放射源密封完好，但有 6 名人员受到超剂量照射，送医院进一步观察。最终由专用运输车辆将放射源运至放射源暂存库，应急响应终止。

7.2.21.2　源项分析

丢失的 Am/Be 中子源活度为 3.7×10^{11} Bq，属于Ⅲ类放射源，Ⅲ类放射源为危险源，在没有防护的情况下，接触几小时就可对人造成永久性损伤，接触几天至几周可致人死亡。

Am/Be 中子源主要用于水分测量仪、放射性测井，广泛应用于工程建设、测井勘探以及工业领域，半衰期为 432.2 年，主要衰变方式为α衰变，伴随发射γ射线和中子发射，主要α粒子能量为 5.486 MeV，中子谱平均能量为 4.5 MeV，γ射线能量为 59.54 keV。因此，α粒子、中子和γ辐射是该事故中的主要污染因子。

（1）可能的污染

如果 Am/Be 中子源失去屏蔽裸露，会对近距离接触人员造成放射性损伤，若放射源包壳破碎，放射性物质可通过吸入或皮肤污染进入人体，α粒子会对人体造成严重内照射，同时可对周围环境造成放射性影响。

（2）辐射防护要点

由于事故主要污染因子为α粒子、γ射线和中子辐射，因此在事故应急过程中要重点考虑内照射防护、γ射线以及中子防护。现场应急人员应携带α表面污染、γ剂量率以及中子

---

[*] 本节由刘瑛霞、李玮编写，张东栋审阅。

剂量当量率监测设备，佩戴个人剂量计、个人剂量报警仪，穿戴防护服、口罩、手套、脚套，使用专用收贮车辆将放射源安全送贮。

7.2.21.3 事故定级

本案例辐射事故定级为较大辐射事故，详见表 7-20。

表 7-20 事故定级说明

定级依据	说明
事故类型	Ⅲ类密封放射源丢失
事故可控性	可控
环境污染程度	未造成环境放射性污染后果
人员伤亡	部分人员受到超剂量照射
社会影响（舆情）	响应处理及时妥当，舆情可控
定级	较大辐射事故（Ⅲ级响应）

7.2.21.4 演习要点

（1）重点关注

①在事故应急处置过程中，要关注人员内照射防护和中子、γ射线防护，配备内照射防护和中子、γ射线防护装备。

②对受到超剂量照射人员实施跟踪调查，进行健康体检和医学观察。

③事故发生后，要在第一时间开展有效舆情引导、积极应对，实时发布事故处置进展，避免处理不当引起公众恐慌，影响社会稳定。

（2）应急监测

①监测项目：中子剂量当量率、γ辐射剂量率、核素识别、α表面污染。

②监测方法：使用便携式中子剂量当量率仪和便携式γ辐射剂量率仪对重点区域进行巡测，确认放射源位置后，由远及近进行中子剂量当量率和γ辐射剂量率监测，找到放射源后进行核素识别和表面污染测量。

③监测仪器：中子剂量当量率仪、便携式γ辐射剂量率仪、便携式核素识别谱仪、α表面污染测量仪等。

7.2.22　医疗 ^{125}I 非法运输[*]

7.2.22.1　事故情景

××××年××月××日，××省生态环境厅接到公安部门通报，该省海关在机场对一批普通邮包货物进行检查时，测量放射性物质的仪器发出警报。经检测，这批商品的表面辐射水平超出了当地环境背景值数十倍。省级生态环境部门启动辐射事故应急预案，立即指派省辐射站赶赴现场处置。省辐射站配合海关部门在现场发现 3 枚包装完好的医用 ^{125}I 放射源，于 2017 年 8 月 10 日出厂，活度约为 $5.10×10^7$ Bq，并现场进行了收贮。省辐射站对周围环境再次进行监测，未发现放射性异常，周围环境放射性处于正常本底水平。放射源货包被安全收贮，经现场监测，放射源货包没有破损，此次放射源失控事故没有对地面环境造成放射性污染，也没有对人员造成辐射伤害，应急状态解除。

7.2.22.2　源项分析

^{125}I 半衰期为 60 d，可为液体或粒子源，其衰变主要是轨道电子俘获，释放低能 X 射线和γ射线。辐射影响主要是外照射。如包装损毁，会造成物体表面污染；如不注意，食入或经皮肤（如为液体）进入会在体内形成内照射危害。

（1）可能存在的污染

^{125}I 源对工作人员造成 X、γ射线外照射，以及对操作台面、地面等造成表面污染。

（2）辐射防护要点

X、γ射线防护要点：屏蔽防护，使用铅服、铅手套等辅助设备设施；尽量减少测量操作时间。

表面污染防护要点：巡测法和擦试法结合。如果存在β表面污染，应确定污染范围，选用酒精浸湿药棉擦试方法去污。

7.2.22.3　事故定级

本案例辐射事故定级为一般辐射事故，详见表 7-21。

---

[*] 本节由何贤文、常盛编写，彭崇审阅。

表 7-21　事故定级说明

定级依据	说明
事故类型	非密封放射性物质失控
最初定级	一般辐射事故（Ⅳ级响应）
事故可控性	可控
环境污染范围	未造成环境污染
人员伤亡	无
社会影响（舆情）	响应处理及时妥当，危险及时排除，未对社会造成不良影响
最终定级	一般辐射事故（Ⅳ级响应）

7.2.22.4　演习要点

（1）重点关注

对事件中包裹的拆封处理、包裹内物品核素和活度进行判别，以及包裹安全处置后对周围场所辐射水平的监测和污染情况的确认，以便解除应急状态，这些是演习重点。

（2）应急监测

①监测方法：

使用 X-γ 剂量率仪对货包周围辐射水平监测，划出控制区，用表面沾污仪对货包表面、货包存放过的场所进行监测，掌握可能的污染情况。

在监测的基础上拆开货包，为防止货包内放射性物质扩散，可先从货包上方拆开一个小口，并观察和监测，如未发现异常，可继续对包装进行拆解，以核实包装内物品。

计算包装内物品放射性活度，用便携式核素分析仪对包装内物品进行核素分析。制定收贮方案，对放射性邮包进行收贮处置。

收贮后，对货包接触的场地进行再监测，如果需要清理污染场地，应当对污染处置现场进行检测，检验清污效果；对周围受影响的地区与环境进行处置，使之恢复到正常状态。

②监测项目：X-γ 辐射剂量率。

③监测仪器：X-γ 辐射剂量率仪。

7.3　射线装置辐射事故

7.3.1　工业辐射 X 射线装置导致人员受过量照射[*]

7.3.1.1　事故情景

A 市 B 公司辐照中心采用电子直线加速器进行辐射作业。在安全警示声音系统失灵期间仍然安排工作人员开展作业。C 工作人员假期归来，工作人员交接时忘记告知其声音警示系统失灵。C 并未按规定巡检，未注意到辐照室内被货物遮挡的工作人员 D 某，启动辐射作业出束，直到观察到辐照室中 D 某活动，才停止辐射受照，并将 D 某送往医院救治。D 某个人剂量报警仪电池电量不足而失灵，未能及时示警，最终导致人员受照，受照时间约 2 min。

A 市辐射事故应急机构按程序启动 A 市一般辐射事故应急预案。派出由生态环境部门、卫生部门和公安部门有关辐射监测、处置队伍赴 B 公司和医院调查了解有关情况，收集有关材料和作业记录，锁定有关证据。将 D 某送往具备辐射受照治疗能力的专门医院 A 市职业病防治医院，并组织医务力量进行全力救治，测量受照剂量。经调查 B 公司在辐射安全连锁系统失灵期间，为了企业经济效益，违规安排作业，导致辐射工作人员受照，D 某所佩戴的个人剂量报警仪电池电量不足而失灵。A 市应急指挥部责令 B 公司立即停止辐照生产活动，维修安全连锁装置，待生态环境部门确认整改合格后，方可重新投入使用。

7.3.1.2　源项分析

工业辐照电子直线加速器装置，是利用加速器加速带电粒子产生的带电粒子流束或 X 射线对物品进行辐照，一般为Ⅱ类射线装置，事故时可以使受到照射的人员产生较严重的放射损伤，其安全与防护要求较高。

（1）可能存在的污染

射线泄漏。

（2）辐射防护要点

X 射线防护要点：屏蔽防护，对射线装置的使用、维修、维护按规程操作，尽量减少暴露时间，远离辐照区域，设置监督区、控制区，控制无关人员进入。辐射工作场所要配

---

[*] 本节由周世铭、向辉云编写，许明发审阅。

备剂量报警装置，人员进入辐照室应佩戴个人剂量报警仪。

7.3.1.3 事故定级

本案例辐射事故定级为一般辐射事故，详见表 7-22。

表 7-22 事故定级说明

定级依据	说明
事故类型	X 射线装置导致人员受过量照射
最初定级	一般辐射事故（Ⅳ级响应）
事故可控性	可控
环境污染范围	未造成环境污染
人员伤亡	无
社会影响（舆情）	响应处理及时妥当，危险及时排除，未对社会造成不良影响
最终定级	一般辐射事故（Ⅳ级响应）

7.3.1.4 演习要点

（1）重点关注

①辐射安全管理制度和安全理念的建立。开展辐射作业的单位和个人，必须加强辐射安全管理理念的提升，建立相应的辐射安全管理制度，以确保环境和人员安全。本事故的直接原因是工作人员和管理人员的安全管理理念淡薄、一味追求经济效益忽视安全作业，在安全警示系统失灵期间仍安排作业，同时，D 某也未按规定对个人剂量报警仪进行安全检查。

②应急处置。对于受超剂量辐照人员，应及时开展医疗救治和跟踪观察，保障人员健康。

（2）应急监测

①监测方法：如果该工业辐照装置使用的 X 射线工作能量不大于 10 MeV 的电子加速器，可以只对装置周围的 X-γ辐射剂量率进行监测，如果该工业辐照装置使用的 X 射线工作能量大于 10 MeV 的电子加速器，需对辐照装置周围的 X-γ辐射剂量率、中子剂量当量率进行监测。

②监测项目：X-γ辐射剂量率、中子剂量当量率（选用）。

③监测仪器：X-γ辐射剂量率仪、中子剂量当量率仪（选用）。

7.3.2　医院工作人员受到超剂量照射[*]

7.3.2.1　事故情景

　　××医院发现放射性化学实验室人员个人剂量监测结果异常。经查，由于医院辐射安全设施未定期检查维护，排风系统发生故障未能及时发现，导致放射性化学实验室放射性气体富集并污染到其他区域的空气，最终造成人员受超剂量照射。

　　××××年××月××日，××医院发现 1 名物理师个人剂量监测结果异常后，迅速报告了医院的应急带班领导，院方按程序启动了辐射事故应急预案，院方技术人员到达该物理师所工作的放射性化学实验室，根据现场初步监测结果划出控制区，封锁现场，阻止无关人员进入，同时向卫生主管部门进行事故报告。

　　接到事故报告后，卫生部门立即向当地市级辐射事故指挥部报告。接到报告后，市级辐射事故指挥部启动一般辐射事故应急响应，同时成立现场处置组，指导现场应急处置工作。现场处置组听取院方的应急处置方案后，一致认为可行。经检查，因排风系统发生故障，导致放射性气体富集造成空气污染。紧急排风一段时间后，事故现场空气中的放射性污染活度降低到环境本底水平，工作场所、工作台面、地板、墙壁等表面的α、β放射性污染活度处于环境本底水平。紧急排风的气体经过收集处理后，对最终排放到环境的废气进行采样分析，未发现放射性污染。同时对于受超剂量照射的人员，组织医疗救治和后续恢复，并进行长期医学随访直到恢复到正常水平。现场应急处置已无继续的必要，应急响应终止，现场应急状态解除。

　　根据本次辐射事故的性质，决定不予公开本次事故应急的有关信息。现场处置组要求医院高度重视放射辐射，严格落实辐射安全相关管理制度，杜绝类似事件发生，同时加强医院的辐射岗人员辐射安全意识。

7.3.2.2　源项分析

　　医院放射性化学实验室放射性气体富集，造成空气放射性污染，易对人体造成内照射危害。

　　（1）可能存在的污染

　　医院放射性化学实验室放射性气体富集，导致工业场所空气受到污染，在空气中形成放射性气溶胶。当人们吸入时，部分放射性核素将滞留于体内，造成内照射危害。

---

[*] 本节由石伟力、何贤文编写，彭崇审阅。

（2）辐射防护要点

①现场监测、处置人员应做好个人防护，备好防护服、防护口罩、手套、脚套、个人剂量报警仪、个人剂量计等待用。

②处置完毕后，应对进入辐射事故现场的应急人员、工具等可能带来的污染进行监测。必要时进行洗消处理，洗消后的污水要妥善处理，防止造成二次污染。

③应急过程中产生的废弃品，分类收储，妥善处理。

7.3.2.3 事故定级

本案例辐射事故定级为一般辐射事故，详见表 7-23。

表 7-23　事故定级说明

定级依据	说明
事故类型	人员受超剂量照射
最初定级	一般辐射事故（Ⅳ级）
事故可控性	可控
环境污染范围	放射性气体造成放射性化学实验室污染
人员伤亡	1 人受到超剂量照射
社会影响（舆情）	未对社会造成不良影响
最终定级	一般辐射事故（Ⅳ级）

7.3.2.4 演习要点

（1）重点关注

①应急处置：经过采取紧急排风后，事故现场空气中的放射性逐渐降低到环境本底水平，工作场所、工作台面、地板、墙壁等表面的α、β放射性污染活度处于环境本底水平。紧急排风的气体经过收集处理后，对最终排放到环境的废气进行采样分析，未发现放射性污染。

同时对于受超剂量照射的人员，组织医疗救治和后续恢复，并进行长期医学随访直到恢复到正常水平。

②应急终止：应急处置后，技术人员在现场开展各项监测，事故现场辐射环境处于本底水平，未发现放射性污染，现场应急处置已无继续的必要，具备应急响应终止条件，应急状态解除，应急终止。

（2）应急监测

①监测方法：对事故处置前后，场所的空气吸收剂量率水平进行监测；对事故处置后，场所的放射性表面污染进行监测。

②监测项目：γ空气吸收剂量率、放射性表面污染。

③监测仪器：X-γ剂量率仪，α、β表面污染测量仪。

第 8 章

放射性废物处理、处置、贮存设施辐射事故情景

  放射性废物是一种特殊的环境污染源和电离辐射源，对其进行长期、安全、妥善的管理事关我国核与辐射事业的持续发展，也是保障生态环境安全的重要举措。我国已建成的城市放射性废物库，其功能主要定位为核技术利用放射性废物的贮存，收贮源项主要包括密封放射源、核医学放射性废物、其他受放射性污染固体废物等；另有少数城市放射性废物库具备简单的废物减容和固化处理措施，以及集中贮存伴生放射性矿开发利用过程中产生的天然放射性核素富集废渣的场所。在这些设施运行过程中，存在人为、技术、管理、自然灾害等因素引发辐射事故的可能，相应的应急方案和措施会因设施性质、事故源项、事故诱因等的不同而存在较大差异，应急过程中应视具体情况予以处理。

8.1 应急要点[*]

8.1.1 应急响应特点

  ①事故场所性质特殊。城市放射性废物库大多由省级辐射安全监管技术支持机构负责运行，其自身是应急响应力量的重要组成部分。

  ②场所（设施）存源的数量多、核素类型多（包括人工核素和天然核素），事故源项状态不固定，不同事故情况下参与应急响应的主体力量有所不同。

---

 * 本节由贾牧霖、肖丽娥编写，彭崇审阅。

③事故诱因多，应急响应专业性强。不仅要考虑常规工业安全、有毒、有害、公共安全威胁等的不良影响，还须遵循辐射防护的基本原则，有效防控事故对人员（含一切可能受影响的公众和工作人员等）、环境、社会及行业发展带来的不良影响。

④事故发生的概率小，通常为一般辐射事故，个别情况下可能发生重大或特别重大辐射事故。

8.1.2　常见事故类型

①密封放射源及其他放射性废物丢失、被盗、失控的事故。该类源项的数量大、核素多，大多属 IV 类、V 类密封放射源，少数为 I 类（如报废 ^{60}Co 治疗机、辐照装置用源）、II 类、III 类放射源。

②个人超剂量照射类辐射事故，含公众和工作人员的情况。

③放射性物质污染环境类辐射事故，如密封放射源包壳破损、火灾、水淹等原因导致的放射性物质泄漏对周围环境的影响。

8.1.3　常见核素

城市放射性废物库的源项主要来源于核技术利用过程中产生的密封放射源、辐射事故（件）产生的放射性污染物料以及其他放射性活度浓度或比活动高于国家清洁解控水平的废物或处理后的产物。其事故的常见核素如表 8-1 所示。

表 8-1　常见核素

污染源类型	常见的核素
工业、医疗等领域用密封放射源	^{60}Co、^{137}Cs、^{241}Am、^{238}Pu、^{85}Kr、^{241}Am/Be、^{252}Cf 等
放射性污染的物料	^{60}Co、^{137}Cs、^{241}Am、^{238}Pu 等
医疗、科研等产生的放射性废物	^{131}I、^{32}P、^{35}S、^{125}I 等
天然放射性核素富集废渣	^{238}U、^{226}Ra 等

8.2 城市放射性废物库辐射事故

8.2.1　Ⅱ类放射源失控[*]

8.2.1.1　事故情景

　　××公司是××省大型铝加工企业，其厚板热轧车间装配核子测厚仪 1 台，配用Ⅱ类 ^{137}Cs 放射源 1 枚，源（以下均含屏蔽容器）质量合计 150 kg。因该枚放射源不再继续使用，公司将其交由该省城市放射性废物库（以下简称废物库）集中贮存。为方便吊装，废物库工作人员用理论抗拉强度 360 kg 的铁丝将待入库放射源两两拴连在一起，吊装入贮源库坑。其中，××公司放射源与另一枚水泥厂立窑料位计用 ^{137}Cs 放射源（质量约 25 kg）拴连在一起，因两枚放射源质量差距大，铁丝缓慢向××公司放射源一侧滑动，但操作人员未察觉到该异常。此时，库区突然断电，行吊前进停止，两枚放射源因惯性晃荡从吊钩脱落，坠落在库坑盖板表面，工作人员佩戴的个人剂量报警仪，库内辐射监测系统立即报警。

　　相关人员迅速撤出源库，将有关情况上报本单位辐射安全负责人，启动本单位辐射事故应急预案，将情况上报省生态环境厅和生态环境部的地区核与辐射安全监督站。同时，在废物库周围设置警戒标识。

　　接到报告后，省辐射事故应急领导小组决定立即启动应急响应，召集生态环境、卫生和公安等部门分析事故状况，组织、指导突发辐射事故的处置工作，提出现场应急行动措施和要求；组成应急监测、医疗救护、交通管控等现场处置组，将事故情况通报事发地市级人民政府和生态环境部门，协调电力供应部门查明断电原因，保障库区电力供应；应急监测、医疗救护人员赶赴现场，对事故周围环境进行放射性污染情况监测，调查事故造成的放射性污染情况，掌握事故现场辐射状况及现场情况，研究、调整事故处置方案，并对事故相关人员进行体表污染监测和监控检查；通过监测划定现场警戒区，对事发地周围进行交通管制；将应急工作情况通报国家生态环境部门和卫生管理部门；通过监测调查，确认事故首要因素为Ⅱ类放射源从容器中脱落所致，监测确认事故源准确位置后，用无人机将其放入安全容器内；通过监测确认事故源包壳未破损，另一枚Ⅳ类源状态正常；通过环境恢复性监测，确认事故现场辐射环境状况恢复正常，现场事故产生的放射性风险已消除

---

[*] 本节由贾牧霖、向辉云编写，许明发审阅。

后，宣布应急响应终止。

8.2.1.2   源项分析

事故涉及的放射源共 2 枚，核素均为 ^{137}Cs，事故发生时一枚类别为 II 类、另一枚类别为 IV 类，主要放射出能量为 0.661 MeV 的 γ 射线，穿透力强，相比该核素也发射的 β 射线的影响可以忽略。因此，γ 射线作为该事故中的主要污染因子。

（1）可能存在的污染

本次事故不仅要关注 γ 辐射污染，还需持续关注并排除放射源包壳破损造成弥散性污染的情况。

（2）辐射防护要点

γ 射线防护要点：屏蔽防护，使用铅服、铅手套等辅助设备设施；尽量减少测量操作时间。

β 表面污染防护要点：考虑可能产生的 β 射线污染，用表面污染监测仪测量污染区，如果存在 β 表面污染，应确定污染范围，然后选用酒精浸湿药棉擦拭等方式进行去污，直到污染区 β 表面污染小于标准值。

8.2.1.3   事故定级

本案例辐射事故定级为重大辐射事故，详见表 8-2。

表 8-2   事故定级说明

定级依据	说明
事故类型	II 类密封放射源失控（存在 II 类密封放射源和 IV 类密封放射源同时失控的可能，基于保守原则，在事故情况不详的情况下，应优先按高类别事故处理）
最初定级	重大辐射事故（II 级响应）
事故可控性	可控
环境污染范围	未造成环境污染（随着处置工作的深入，确认两枚放射源中的 IV 类密封源状况正常，II 类密封源从容器中脱落）
人员伤亡	无
社会影响（舆情）	事故发生地为非居民聚集地且响应处理及时妥当，但因事故发生场所属于放射源集中贮存场所，仍应积极主动做好相应的舆情监控措施，做好内部相关人员的心理疏导
最终定级	重大辐射事故（II 级响应）

8.2.1.4 演习要点

（1）重点关注

①应急响应程序：该案例事故情景是在城市放射性废物库，因不规范的入库操作造成的辐射事故。废物库为生态环境部发放辐射安全许可证单位，又由各省级辐射站负责运维，事故报告及响应涉及单位多，又涉及Ⅱ类密封放射源，规范、顺畅的应急报告和响应直接关系到事故处置的效果。

②应急处置：城市放射性废物库空间有限，库坑+盖板的结构对事故源的位置定位、抓取入罐存在不利影响；库内暂存放射源的放射性对准确判断事故源的辐射影响有一定的干扰；存在多枚放射源同时失控时，如何科学、快速、安全地处置事故源项是整个应急处置工作的关键。

③废物库运行管理工作改善：城市放射性废物库属于公益性的生态环境设施，在保障核技术持续、安全发展方面发挥着重要作用。其运行管理涉及特种设备（如行吊、叉车等）、消防、运输等多个方面，相关装置设备故障（事故）均可能引发辐射事故，废物库的规范化、专业化及安全管理是一项系统的工程，日常管理到应急管理需要整体考虑废物库的具体情况。

（2）应急监测

①监测方法：应以库房为中心，从四周逐步靠近库房围墙，对γ剂量率、表面污染情况进行监测，在合适的剂量范围内进行γ核素识别；进入库房后，应尽快通过监测确认放射源丢失的位置和数量，以及表面污染情况。表面污染监测时应根据γ剂量率的情况，合理选用直接测量和间接测量的方式。

②监测项目：γ辐射剂量率，核素识别，α、β表面沾污。

③监测仪器：宽量程长杆 X-γ辐射剂量率仪，便携式γ谱仪，α、β表面污染测量仪，成像式辐射监测仪（选用）。

8.2.2 放射源脱落[*]

8.2.2.1 事故情景

××省闲置（废旧）放射源数量少，收贮工作频次低。库区常驻人员为 2 名均未接受过辐射安全与防护培训的劳务派遣工。××日下午 16:00，工作人员运送一批放射源到废

---

[*] 本节由贾牧霖、向辉云编写，许明发审阅。

物库。因当日库区停电，无法将放射源放入库坑。送源人员也急于返回市内，便决定将该批放射源卸车后存于临时贮源箱内，待日后电力供应正常后再放入库坑。整个搬运过程均未用辐射检测仪，搬运完毕后也未对车辆及现场进行检测。

第二天，库区电力供应恢复正常，工作人员便到库办理前日未入库的放射源的入库工作。发现其中 1 枚 ^{241}Am 放射源容器表面辐射状况为环境本底水平，怀疑该放射源不在容器内。将其余放射源入库后，工作人员在库房内外进行查找未果，便将情况报告单位辐射安全负责人，启动本单位辐射事故应急预案，驻库工作人员将其余放射源准确入库后，在库房内外查找丢失的放射源。单位按照应急程序，逐级将情况上报所在市生态环境局、省生态环境厅和生态环境部地区核与辐射安全监督站。

省生态环境厅值班人员接到报告后，分析该事故源为Ⅳ类源，属于一般辐射事故，应由市级启动应急响应。市级辐射事故指挥部接到事故报告后，立即启动一般辐射事故应急响应，同时成立事故应急指挥部，指导现场的应急处置工作，调查了解事故地点、经过和事故源项情况；派出应急监测处置组赶赴现场，通知公安部门对现场进行交通管控；将情况通报省生态环境部门，请求予以应急技术支持；省、市两级监测人员确认事故现场无表面污染情况后，联合公安部门和所在乡、村级工作人员分组开展放射源搜寻工作；找寻到放射源后，用擦拭法对裸源表面污染情况检测后将放射源放入容器予以收贮；对放射源发现地带环境辐射状况进行复测。通过环境恢复性监测，确认事故现场辐射环境状况恢复正常，现场事故产生的放射性风险已消除后，宣布应急响应终止。

8.2.2.2　源项分析

（1）可能存在的污染

涉及事故的放射源核素为 ^{241}Am，其半衰期为 432.2 年，为α辐射体，在衰变过程中，除释放出α粒子外，还发射一定能量的γ射线和 X 射线。

（2）辐射防护要点

对该类密封放射源而言，在包壳完好情况下产生的影响轻微，主要为低能光子造成的贯穿辐射影响。但在源包壳破损、放射性物质泄漏后，放射性物质经呼吸道、消化道及皮肤等进入人体内产生较为严重的内照射伤害。因此，在处置过程中，需重点关注放射源包壳是否完好，做好内照射防护和去污清理准备工作。

8.2.2.3　事故定级

本案例辐射事故定级为一般辐射事故，详见表 8-3。

表 8-3　事故定级说明

定级依据	说明
事故类型	IV类密封放射源丢失
最初定级	一般辐射事故（IV级响应）
事故可控性	可控
环境污染范围	未造成环境污染
人员伤亡	无
社会影响（舆情）	响应处理及时妥当，未对社会造成不良影响
最终定级	一般辐射事故（IV级响应）

8.2.2.4　演习要点

（1）重点关注

①舆情应对：该案例事故情景中，密封贮源罐中的裸源已脱落，处于失控状态，因此在搜寻过程中要注意对舆情的监控和正确诱导。

②应急处置（寻源环节）：^{241}Am 放射源产生的外照射辐射影响较弱，搜寻过程中对巡测仪器灵敏度、响应时间、能量响应、巡测速度、探头与地面距离等的要求较高。在演习过程中，可选择同类别的 ^{241}Am 实物源进行练习后，再进行寻源工作。对仪器、方法的不当应用及对源信息掌握不当，均有可能无法搜索到目标源。

③废物库运行管理工作改善：城市放射性废物库属于公益性的生态环境设施，在保障核技术持续、安全发展方面发挥着重要作用，其管理的规范化、专业化、安全防护技术措施、人员素质及安全文化素养等方面均持续改进。

（2）应急监测

①监测方法：应以库房为中心，从事发地点从内向外逐步扩散，开展地毯式搜寻（含在废物车上），以 X-γ剂量率检测为主，在部分重点点位还需进行表面污染监测；搜寻到源后，应开展γ核素识别，通过擦拭法检测源表面污染（或源破损）情况。

②监测项目：γ辐射剂量率，核素识别，α、β表面沾污。

③监测仪器：宽量程长杆 X-γ辐射剂量率仪，便携式γ谱仪，α、β表面污染测量仪。

8.2.3　放射源被盗、人员受超剂量照射[*]

8.2.3.1　事故情景

××省城市放射性废物库库区常驻物管人员 5 人，其中 1 人为领班。库区保安王某与领班张某等 4 人关系不和，且王某存在严重心理问题，一心想找机会"出口气"。××日，领班有事外出又逢雨天，王某便主动邀请其他 3 人喝酒，3 人酒醉后，王某即用偷配的钥匙闯入库房，盗取放射源 1 枚（源容器未被破坏），放到张某的床底。3 个月后，废物库管理人员吴某携带开机状态的仪器路过张某卧室，检测到室内存在放射性异常，详查发现张某床位周围存在明显的放射性异常，张某床铺表面外照射剂量最大值为 60 μSv/h。吴某随即将情况报告单位负责人。该单位立即将情况上报省级生态环境、公安、卫生部门以及生态环境部和所在地区核与辐射监督站，并初步确认被盗放射源为 1 枚 II 类 ^{137}Cs 放射源（事故时活度已降至 III 类源）。

省生态环境厅值班人员接到报告后立即启动较大辐射事故应急预案；事故单位迅速封锁废物库库房等处，派出本单位监测和管理人员全盘接管库区工作。公安部门调取库区保安人员信息及库区安防监控视频，初步了解情况，并控制犯罪嫌疑人王某。卫生救援人员对包括王某在内的物管人员进行健康检查，并送往专业医疗机构住院观察；现场监测组确认放射源包装完好，放射源周围辐射水平低于 100 μSv/h，并配合公安部门做好物证调取。公安部门在废物库库房内外、事故放射源表面及张某床下等处采集到王某的指纹及作案痕迹等重要证据；应急指挥部命令应急处置人员将放射源运回贮源库内。受照人员个人剂量评估，张某最大约为 60 mSv，体检结果基本正常。王某交代作案经过并交由公安部门处理。通过环境恢复性监测，确认事故现场辐射环境状况恢复正常，现场事故产生的放射性风险已消除后，宣布应急响应终止。

8.2.3.2　源项分析

事故放射源核素为 ^{137}Cs，事故发生时放射性活度已降至 III 类，其辐射影响主要为 0.661 MeV 的 γ 射线，γ 射线穿透力强，事故应急处置时，需确认是否存在表面污染。因此，γ 射线是该事故中的主要污染因子。

（1）可能存在的污染

①本事故在排除 β 射线表面污染的情况下，主要关注受照射人员的 γ 辐射剂量。

---

[*] 本节由贾牧霖、向辉云编写，宁耘审阅。

②应急处置期间，需确认有无其他放射源丢失。

（2）辐射防护要点

γ射线防护要点：屏蔽防护，使用铅服、铅手套等辅助设备设施；尽量减少测量操作时间。

8.2.3.3 事故定级

本案例辐射事故定级为较大辐射事故，详见表8-4。

表8-4 事故定级说明

定级依据	说明
事故类型	Ⅱ类密封放射源被盗
最初定级	较大辐射事故（事故放射源按编码，为Ⅱ类放射源，事故发生时，放射源活度已降至Ⅲ类，启动Ⅲ级响应）
事故可控性	可控
环境污染范围	未造成环境污染
人员伤亡	无
社会影响（舆情）	响应处理及时妥当，未对社会造成不良影响
最终定级	较大辐射事故（Ⅲ级响应）

8.2.3.4 演习要点

（1）重点关注

①应急流程：需关注事故发生后，事故单位报告及自行应对工作开展情况；应急部门接报后的应急响应启动、应急能力组织、应急处置、应急终止等过程中，响应动作是否及时、程序是否规范、资源配置是否合理、应急处置是否科学。

②控制嫌疑人，保护现场：确认密封放射源被盗后，应第一时间封锁并保护好现场，控制事故嫌疑人，尽快查明放射源丢失情况，确认是否有其他放射源丢失。

③应急处置：包括对事故中所有的涉案人员的个人剂量进行估算及相应的医疗救助；对被盗放射源搜寻，需确认放射源是否从源容器中脱落、源容器是否完整、是否有放射性物质泄漏；对被盗放射源的安全处理，确认是否需要包装整备后再入库。

④废物库管理工作：废物库的安全保障，不仅是对外部威胁的防范，更应该注意内部的防范。针对问题，应举一反三，认真落实如双人双锁、视频监控、安防报警等方面的防护措施，切忌安全意识弱化。

（2）应急监测

①监测方法：以放置事故源的房间为中心，从周边逐步抵近中心，开展γ辐射剂量率监测和表面污染监测（其中，在γ辐射剂量率较低区域，用直接法测量；在接近事故源后，用擦拭法测量）；在接近放射源处，进行γ核素识别；事故源从床底清理出来后，应对事故房间内的表面污染、γ辐射剂量进行监测；对源容器表面γ辐射剂量进行检测，用擦拭法确认源表面污染情况（确认放射性物质是否泄漏）；放射源入库后，需进行库区环境γ辐射剂量率复测。

②监测项目：γ辐射剂量率，核素识别，α、β表面沾污。

③监测仪器：宽量程长杆 X-γ辐射剂量率仪，便携式γ谱仪，α、β表面污染测量仪。

第9章
放射性物品运输辐射事故情景

放射性物品运输是辐射安全管理的一个重要环节，我国于 2010 年颁布实施了《放射性物品运输安全管理条例》，条例对运输辐射事故的应急准备和应急响应工作提出详细要求。随着国家监管的日益严格，人为因素造成放射性物品运输事故的可能性越来越小，而运输过程中意外事件及不可抗力导致的区域辐射污染事故成为重点演习事故情景，如何控制污染、消除污染是应急演习工作的重中之重。

9.1 应急要点[*]

9.1.1 应急响应特点

①通常为一般辐射事故或较大辐射事故，启动Ⅳ级或Ⅲ级响应。

②一般情况下，能够第一时间掌握放射性物品的种类和数量。

③事发地人民政府为应急响应主体，多部门配合开展应急响应工作。

④由于事故地点的不确定性，需面对复杂多变的环境情况和气象条件等因素。

⑤及时控制、清理事故现场，消除事故污染，避免造成二次污染。

9.1.2 事故类型

①由于运输车辆故障、驾驶人员操作不当或其他原因造成交通事故，导致放射性物品

---

[*] 本节由张东栋、刘泽和编写，张保生审阅。

散落，造成人员伤亡和环境放射性污染。

②由于未使用专用运输车辆或运输途中未按规定对放射性物品进行包装、固定，导致放射性物品包装破损、散落，造成人员受到照射和环境放射性污染。

③由于运输过程中未按规定对运输车辆进行管理，导致放射性物品丢失、被盗。

9.1.3　常见核素

常见的核素见表 9-1。

表 9-1　常见核素

类型	常见的核素
非密封放射性物品	^{32}P、^{35}S、^{67}Ga、^{89}Sr、^{99}Tc、^{125}I、^{131}I 等
含放射性废渣	^{238}U、^{232}Th 等
铀矿冶产品	^{238}U 等

9.1.4　历史上的案例

历史上的案例见表 9-2。

表 9-2　放射性物品运输辐射事故案例

事故地点和时间	事故情况
科罗拉多州（美国）1979 年	6 000 kg 的天然铀浓缩物（黄饼）散落
密西西比州（美国）1979 年	2.0×10^8 Bq 的 ^{67}Ga 以及 4.0×10^7 Bq 的 ^{131}I 放射性物品玻璃瓶从其屏蔽层弹出且破碎
兰州（中国）1978 年	3.85×10^{12} Bq 高放混合裂变产物废液泄漏
北京（中国）1985 年	9.29×10^8 Bq（22.4 mCi）有载体放射性 ^{32}P 溶液丢失

9.2 非密封放射性物品运输辐射事故

9.2.1 放射性药物货包运输交通事故[*]

9.2.1.1 事故情景

××日，一辆拉运放射性药物的车辆由 A 省前往 B 省的途中，在两省交界处由于车辆爆胎发生交通事故侧翻，事故导致车上 2 人受伤，运送的 20 个放射性药物货包全部弹出车外，散落在公路一侧约 50 m^2 的地面上。

事故发生后，驾驶员立即将事故情况报告公司，同时将事故情况上报 A 省、B 省事发地生态环境、公安、卫生等部门。接到报告后，A 省、B 省事发地双方政府立即启动应急预案，分别组织生态环境、公安、卫生等相关部门迅速赶赴事故现场联合开展人员救治、调查、监测等工作。经现场调查监测，有 2 个货包屏蔽层破损，6 个放射性药物玻璃瓶从屏蔽层弹出破碎，造成约 2.4×10^8 Bq 的 ^{131}I 药物散落。事故发生地为非人群聚居区，2～3 级风，短时间内可能会有降雨。

为防止风吹造成洒落药物粉末飞扬和可能到来的降雨将散落的放射性药物冲刷造成更大面积的放射性污染，迅速调集专业设备和相关物资进行处置。在事故现场设置挡风墙和遮雨棚，事故车辆和货包清污后由专用车辆运走，现场散落的药物及玻璃容器碎片与受污染的地面土壤一并装入专用容器送至放射性废物库，受污染的地面经清污处理后恢复至本底水平，应急响应终止。

9.2.1.2 源项分析

本次事故 ^{131}I 药物散落量为 2.4×10^8 Bq。^{131}I 主要用于医学治疗、诊断以及环境监测，主要衰变方式为β衰变，伴随发出γ射线，主要γ射线能量为 364.5 keV，半衰期为 8.02 d，因此，γ射线是该事故中的主要污染因子。

（1）可能的污染

散落的 ^{131}I 药物部分已经呈粉末状，进入人体后高度选择性地蓄积于甲状腺组织内，因而它对机体的危害主要表现为甲状腺的辐射损伤，同时可对周围环境造成辐射污染。

---

[*] 本节由张东栋、王艳军编写，张保生审阅。

（2）辐射防护要点

现场应急人员应携带γ辐射剂量率及表面污染监测设备，佩戴个人剂量计、个人剂量报警仪，穿戴防护服、口罩、手套、脚套，处置完毕后对处置废物、工具、人员防护用品等一并收集运到放射性废物库统一处理。

9.2.1.3　事故定级

本案例辐射事故定级为一般辐射事故，详见表 9-3。

表 9-3　事故定级说明

定级依据	说明
事故类型	放射性药物运输事故
放射性核素类型	^{131}I
放射性同位素释放量	$2.4×10^8$ Bq
D_2 值	$2.0×10^{11}$ Bq
事故造成放射性同位素释放量与 D_2 值比较	小于 $2.5D_2$ 值
环境污染程度	对事故区域约 50 m^2 土壤造成放射性污染
事故可控性	可控
人员伤亡	2 名运输人员受伤，未造成放射性损伤
社会影响（舆情）	响应处理及时妥当，舆情可控
定级	一般辐射事故（Ⅳ级响应）

9.2.1.4　演习要点

（1）重点关注

①事故造成放射性药物货包破损，部分洒落药物已经呈粉末状，为防止风吹、雨淋造成更大面积的放射性污染，应该考虑先采取防风和遮雨措施。

②现场应急人员要注意采取防吸入、防沾污等防护措施，避免散落药物造成内照射、外照射。

③事故地点位于两省交界处，应急响应过程中要关注事发地双方政府和相关部门之间的对接。

（2）应急监测

①监测项目：γ辐射剂量率，核素识别，气溶胶、土壤中 ^{131}I 活度浓度，气溶胶总α、总β比活度，α、β表面污染。

②监测方法：使用便携式γ辐射剂量率仪对重点区域进行巡测，可使用γ剂量率热点成像系统判断污染情况；确认破损货包、药物位置后，由远及近进行监测，靠近破损货包附近进行核素识别及表面污染测量，同时采集现场气溶胶、土壤样品进行实验室分析。处置结束后，使用便携式γ辐射剂量率仪对事故区域及周边进行恢复后监测，也可使用γ剂量率热点成像系统判断现场恢复情况，确保现场恢复至本底水平。

③监测仪器：便携式γ辐射剂量率仪，便携式γ谱仪，高纯锗γ能谱，α、β表面污染测量仪，γ剂量率热点成像系统等。

9.2.2 含放射性废渣运输事故[*]

9.2.2.1 事故情景

××稀土厂 1 辆稀土废渣运输车在送贮途中，行至水库上游某大桥处，为躲避对向来车发生交通事故，车辆侧翻，其装载的约 50 t 含放射性稀土废渣倾倒在水库上游支流河槽中。事故发生后，该企业立即将事故情况上报有关部门。

接到报告后，生态环境、公安、卫生等相关部门立即启动应急预案，迅速赶赴事故现场开展现场调查、监测、处置等应急响应工作。调查结果表明，现场倾倒的含放射性废渣约 50 t，产生于稀土冶炼过程，呈土黄色、胶泥状，含水率约为 40%，钍含量约为 $1.0×10^4$ Bq/kg，pH 为 2～3，散落影响面积约 140 m^2。事故地点处于水源地二级保护区，下游 50 m 处为水库上游河流，据气象预报事发地区短时间内有降雨，淋溶后的废渣可能被雨水冲刷进入水库，危及城市饮水安全。

为确保水源地安全，在事故地点上下游设置挡水坝、拦截坝，防止散落废渣被雨水冲刷进入水库，同时就近调动大型机械设备等专业处置工具迅速赶赴现场开展现场清理。最终事故车辆经清污后由专用车辆拖走，现场散落的含放射性废渣、受污染的地面土壤以及处置工具、人员防护用品等由专用车辆运送至放射性废物库，受污染的地面经清污处理后恢复至本底水平，应急响应终止。

9.2.2.2 源项分析

倾倒含放射性的废渣为稀土废渣，钍含量约为 $1.0×10^4$ Bq/kg，pH 为 2～3，散落影响面积约 140 m^2，约 50 t，其表面γ辐射剂量率约为 3.5 μGy/h，超一般环境 30 多倍；钍释放量为 $5×10^8$ Bq，相当于 $1.0×10^9$ Bq 的 ^{90}Sr 当量。

---

[*] 本节由张东栋、王艳军编写，张保生审阅。

自然界存在的钍几乎是 100% 的 ^{232}Th，以氧化物、硅酸盐、磷酸盐、碳酸盐、氟化物的形式存在于自然界中；^{232}Th 的主要衰变方式为α衰变，伴随发出γ射线，半衰期为 $1.405×10^{10}$ 年。因此，γ射线是该事故中的主要污染因子。

（1）可能的污染

放射性钍核素可通过吸入或皮肤污染进入人体，对人体造成内照射；事故地点处于水源地保护区上游，若下雨，稀土废渣及淋溶后的放射性物质冲入水库，可能会危及城市饮水安全。

（2）辐射防护要点

现场应急人员应携带γ辐射剂量率仪、表面污染测量仪，佩戴个人剂量计，穿戴防护服、口罩、手套、脚套等；运输废渣车辆应设置防扬散、防流失措施，并按照规定路线，将散落稀土废渣、受污染土壤以及处置工具、人员防护用品等一并送至放射性废物库进行安全处置。

9.2.2.3　事故定级

本案例辐射事故初步定级为一般辐射事故，后续调查表明事故可能造成Ⅲ类水环境功能区污染，升级为较大辐射事故，详见表 9-4。

表 9-4　事故定级说明

定级依据	说明
事故类型	含放射性废渣运输事故
环境污染程度	约 50 t 废渣散落，影响面积约为 140 m²，废渣中 Th 含量约为 $1.0×10^4$ Bq/kg，渣堆表面γ辐射剂量率约为 3.5 μGy/h，Th 释放量为 $5×10^8$ Bq
天气情况	有降雨
钍释放量的 ^{90}Sr 当量	$1.0×10^9$ Bq
分级量化指标	事故造成水环境污染时液态放射性物质的释放量小于 $1.0×10^{11}$ Bq 的 ^{90}Sr 当量
最初定级	一般辐射事故（Ⅳ级响应）
事故地点环境	水库水源地二级保护区，属于Ⅲ类水域环境功能区
事故可控性	可控
人员伤亡	2 名运输人员受伤，未造成放射性损伤
社会影响（舆情）	响应处理及时妥当，舆情可控
最终定级	事故可能造成Ⅲ类水环境功能区污染，应当升级，定为较大辐射事故（Ⅲ级响应）

9.2.2.4 演习要点

（1）重点关注

①事故威胁到城市饮用水安全，要在第一时间开展有效舆情引导、积极应对，实时发布事故处置进展，避免处理不当引起公众恐慌，影响社会稳定。

②在现场处置过程中，要做好雨水拦截措施，防止散落废渣被雨水冲刷进入水库，危及水源地安全。

③就近调动专业处置队伍，及时清理事故现场，消除事故污染。

（2）应急监测

①监测项目：γ辐射剂量率，核素识别，气溶胶、土壤中 ^{232}Th 活度浓度，气溶胶总α、总β比活度，水中 ^{232}Th 活度浓度，α、β表面污染。

②监测方法：使用便携式γ辐射剂量率仪对重点区域进行巡测，之后由远及近对废渣散落区域进行监测，靠近渣堆后进行核素识别和表面污染监测。同时采集事故现场周边气溶胶样品、渣堆所在位置地面土壤样品和下游河流、水库水体样品进行实验室分析。处置结束后，使用便携式γ辐射剂量率仪对事故区域及周边进行恢复后监测，也可使用γ剂量率热点成像系统判断现场恢复情况，确保现场恢复至本底水平。

③监测仪器：便携式γ辐射剂量率仪，便携式γ谱仪，高纯锗γ能谱，紫外可见分光光度计，α、β表面污染测量仪，γ剂量率热点成像系统等。

9.2.3 含放射性样品运输事故[*]

9.2.3.1 事故情景

××研究院将反应堆辐照后的粉状含放射性样品运往当地机场，准备空运至其他研究所，样品封装在 8 只石英玻璃管中，每 4 只装在 1 个铅罐里，放射性总活度为 $2.0×10^{11}$ Bq，主要放射性核素为 ^{35}S。到达机场后办理托运手续时，发现一个铅罐倒在车厢内，于是运输人员将铅罐抬至地面进行检查，发现铅罐压板移位，铅塞脱落，罐内封装放射性样品的石英玻璃管已破碎，随即将事故情况进行上报。

事故发生后，生态环境、公安、卫生等部门及时赶赴现场开展应急响应。经现场调查，由于运输人员在启运前未按要求对运输的放射性物品进行包装、固定，在运输过程中经过颠簸路段，铅罐在车厢内移动，其中一个铅罐翻倒，压板移位、铅塞脱落，罐内 4 个石英

---

[*] 本节由张东栋、皇甫鸣宣编写，张保生审阅。

玻璃管已全部破碎。经监测，铅罐内、外，运输车辆内、车辆附近地面以及运输人员身体表面均受到沾污。随即将运输人员送往医院进行清污、治疗，经检查，未造成放射性损伤；对运输车辆、铅罐以及地面进行清污，去污后车内及地面基本达到本底水平，受污染的地面土壤、铅罐等最终连同处置工具一并送至放射性废物库贮存，应急响应终止。

9.2.3.2　源项分析

本事故为装有 ^{35}S 的石英玻璃管破碎，造成放射性总活度为 2.0×10^{11} Bq 的 ^{35}S 散落。^{35}S 可以从反应堆中以中子轰击 ^{34}S 或 ^{35}Cl 来制得，用作化学反应和蛋白质代谢等研究的示踪剂，制备标记化合物以及治疗软骨肉瘤。^{35}S 的主要衰变方式为 β 衰变，发出的 β 射线能量为 48.758 keV，半衰期为 87.48 d。因此，β 射线是该事故中的主要污染因子。

（1）可能的污染

含放射性样品从屏蔽铅罐中掉落，近距离接触对人体造成外照射；包装管破碎，放射性核素可通过吸入或皮肤污染进入人体造成内照射；同时，货包破损，造成放射性物品泄漏，会对周围环境造成辐射污染。

（2）辐射防护要点

现场应急人员应携带表面污染监测设备，佩戴个人剂量计，穿戴防护服、口罩、手套、脚套，处置完毕后将破损的货包、受沾污的物品以及应急处置工具、人员防护用品等一并收集运到放射性废物库统一处理。

9.2.3.3　事故定级

本案例辐射事故定级为一般辐射事故，详见表 9-5。

表 9-5　事故定级说明

定级依据	说明
事故类型	放射性物品运输事故
放射性核素类型	^{35}S
放射性同位素释放量	2.0×10^{11} Bq
D_2 值	6.0×10^{13} Bq
事故造成放射性同位素释放量与 D_2 值比较	小于 $2.5D_2$ 值
环境污染范围	对事故区域地面造成小范围放射性污染
事故可控性	可控
人员伤亡	运输人员受到沾污，未造成放射性损伤
社会影响（舆情）	响应处理及时妥当，舆情可控
定级	一般辐射事故（Ⅳ级响应）

9.2.3.4 演习要点

（1）关注重点

①事故造成含放射性样品包装破损，应先对事故中受沾污人员进行清污并进一步检查。

②对受沾污运输车辆和地面进行清污处置，在处置过程中应考虑对应急人员的沾污及内照射防护。

③选用监测设备时，要考虑仪器对低能射线的响应。

（2）应急监测

①监测项目：核素识别，气溶胶、土壤中 ^{35}S 活度浓度，气溶胶总α、总β比活度，α、β表面污染。

②监测方法：使用α、β表面污染测量仪对事故现场由远及近进行巡测，对现场人员及车厢内外进行详细监测，同时采集现场气溶胶、土壤样品进行实验室分析。处置结束后，使用α、β表面污染测量仪对事故区域及周边进行恢复后监测，确保现场恢复至本底水平。

③监测仪器：低本底α、β计数器，α、β表面污染测量仪等。

9.3 铀产品运输辐射事故

9.3.1 天然铀货包运输辐射事故[*]

9.3.1.1 事故情景

××日，一辆载有 30 桶共 21 t 黄饼的运输车在运输途中为躲避其他车辆发生交通事故，事故造成车辆侧翻在公路一侧草地上，部分装有黄饼的桶掉出车外，驾驶员及运输人员受伤。事故发生后，该企业立即将事故情况上报有关部门。

接到报告后，生态环境、公安、卫生等部门及时赶赴现场开展应急响应，抢救伤员。经现场调查，该批黄饼中铀活度浓度约为 1.7×10^7 Bq/kg，掉出车外的 10 个桶中 7 个桶丢失了桶盖，留在车上的 20 个桶中的 3 个桶也丢失了桶盖。约 7 t 黄饼从敞开的桶中散落，其中 2.1 t 散落于车上，4.9 t 散落于事故车辆周边 250～300 m^2 的地面，黄饼表面γ辐射剂量率约为 3 μGy/h；事故现场远离人群聚居区，周边无地表水，现场风力为 4～5 级。

为防止散落的黄饼弥散到空气中，首先用防雨油布将散落出的物料盖上，同时就近调

---

[*] 本节由张东栋、武一凡编写，张保生审阅。

动专业人员、机械设备等支援力量赶赴现场开展处置。随后在散落地周围构筑防护和挡风栏，开始人工清理，将散落物料装入专用处置桶，完成物料清理后，对运货汽车、散落区域和用于工作的设备进行去污，最后对地表土壤进行了清挖，事故区域恢复至本底水平，应急响应终止。

9.3.1.2　源项分析

本次事故造成 7 t 黄饼散落，铀活度为 1.2×10^{11} Bq。黄饼是以重铀酸盐或铀酸盐形式存在的铀浓缩物的俗称，是核工业中的一种重要原料，也是核燃料生产过程中必需的一种中间产品，其主要成分是重铀酸钠，呈黄色，常加工成饼状，因此得名，通常是从粉碎后的天然铀矿石经多种溶液萃取、沉淀而来。其中铀含量一般为 60%～70%。由于黄饼的状态较为稳定，通过密封等措施不会对人造成危害，因此通常使用黄饼对铀化合物进行储存、运输、交易。但如果吸入体内，会对人体造成内照射。

（1）可能的污染

货包外包装破裂，粉尘或衰变后产生的氡及其衰变产物可通过吸入或皮肤污染进入人体引起内照射，同时会对周边环境造成辐射污染。

（2）辐射防护要点

为防止散落的黄饼弥散到空气中扩大污染范围，现场应立即采取防飞扬措施，应急人员应携带γ剂量率仪及表面污染测量仪器，穿戴防护服、口罩、手套、脚套，佩戴个人剂量计，处置完毕后对处置工具、人员防护用品统一收集处理。

9.3.1.3　事故定级

本案例辐射事故定级为一般辐射事故，详见表 9-6。

表 9-6　事故定级说明

定级依据	说明
事故类型	铀产品运输事故
环境污染程度	约 7 t 黄饼散落在运输车内及周边近 300 m^2 地面上，黄饼中铀活度浓度约为 1.7×10^7 Bq/kg，表面γ辐射剂量率约为 3 μGy/h
事故可控性	可控
人员伤亡	2 名运输人员受伤，未造成放射性损伤
社会影响（舆情）	响应处理及时妥当，舆情可控
定级	一般辐射事故（Ⅳ级响应）

9.3.1.4 演习要点

（1）关注重点

①事故造成货包破损，部分黄饼散落在外，为防止黄饼粉尘在空气中弥散，应考虑先采取防风和遮雨措施。

②在处置过程中，要考虑应急人员吸入物料中放射性铀衰变后产生的氡及其衰变产物造成内照射的防护。

③需考虑对事故现场及车辆的去污、清理和恢复。

（2）应急监测

①监测项目：γ辐射剂量率，核素识别，气溶胶、土壤中γ核素活度浓度，气溶胶总α、总β比活度，α、β表面污染。

②监测方法：使用便携式γ辐射剂量率仪对重点区域进行巡测，也可使用γ剂量率热点成像系统判断污染范围。确认破损货包位置后由远及近进行监测，靠近散落货包时，进行核素识别和表面污染监测，采集现场气溶胶、土壤样品进行实验室分析，同时对事故车辆进行剂量率和表面污染测量。处置结束后，使用便携式γ辐射剂量率仪对事故区域及周边进行恢复后监测，也可使用γ剂量率热点成像系统判断现场恢复情况，确保现场恢复至本底水平。

③监测仪器：便携式γ辐射剂量率仪，便携式γ谱仪，高纯锗γ能谱，α、β表面污染测量仪，γ剂量率热点成像系统等。

第 10 章

铀矿冶、伴生矿开发利用辐射事故情景

我国铀矿冶始于 1958 年，几十年的发展形成了完整的铀矿冶工业体系。截至 2018 年，我国现有铀矿点 72 个，其中运行铀矿点 17 个，关停待退役铀矿点 21 个，正在退役铀矿点 13 个，已完成退役铀矿点 21 个；伴生放射性矿的种类繁多，其应用领域遍布全国，如黑色与有色金属矿、非金属矿、石油与天然气、煤矿，以及稀土矿等都可能与铀、钍等放射性核素伴生。目前，确定纳入伴生放射性矿企业 1 800 多家，其中数量较多的主要是煤（煤矸石）、铁、铝和稀土，共 1 043 家。铀矿、伴生放射性矿在勘探、开采和加工过程中产生大量"三废"，管理防护措施不当会发生辐射污染事故，对环境和生态造成破坏。最典型辐射事故是伴生放射性矿、铀钍矿尾矿库的安全事故，由渗漏、垮塌、洪水等造成溃坝或尾矿泄漏辐射事故，其后果将直接污染江河、农田、鱼塘等。

10.1 应急要点*

10.1.1 响应的特点

①通常为一般辐射事故或较大辐射事故，启动Ⅳ级或Ⅲ级响应。

②一般情况下，铀矿冶、伴生矿辐射事故关键核素多为天然放射性核素，能够第一时间掌握放射性物品的种类和数量。

③铀矿冶、伴生矿辐射事故大多由人为误操作或重大自然灾害引发，除关注事故现场

---

* 本节由李鑫、朱云龙编写，刘瑛霞审阅。

情况外还需关注环境情况和气象条件等。

④铀矿冶、伴生矿辐射事故污染面积范围大，需要处置的污染物量多。

⑤及时控制、清理事故现场，消除事故污染，避免造成二次污染。

10.1.2 铀矿冶辐射事故类型

①由于重大自然灾害引发的尾矿泄漏、蒸发池泄漏等。

②人为因素如通风不良导致的冒槽事故和丢失（被盗）等。

10.1.3 伴生矿开发利用辐射事故类型

①重大自然灾害导致尾矿库、废渣库溃坝。

②含放射性物品倾倒造成辐射环境污染事故。

10.1.4 常见核素

常见的核素见表 10-1。

表 10-1 常见核素

类型	常见的核素
铀矿冶	^{238}U、^{222}Rn、^{226}Ra 等天然放射性核素
伴生矿	^{238}U、^{232}Th、^{226}Ra 等天然放射性核素

10.2 铀矿冶辐射事故

10.2.1 铀矿尾矿泄漏辐射污染事故[*]

10.2.1.1 事故情景

××日，某铀矿山的尾矿库由于大雨造成尾矿库南侧坝体 5 m 决口，少量含铀尾矿浆流向下游农田，距离事故现场西侧约 500 m 处有村庄。

---

[*] 本节由李鑫、乌兰编写，刘瑛霞审阅。

事故发生后，该企业立即将事故情况上报生态环境、公安等有关部门。接到报告后，生态环境、公安、卫生等相关部门立即启动应急预案，迅速开展应急响应工作，立即组织对决口处进行封堵，对漫流尾矿浆四周设置拦截坝，防止造成农田污染。根据现场调查，约 80 t 含放射性尾矿，影响面积约为 1 km^2。对冲刷下来的尾矿浆以及受污染的土壤进行清理。处置完毕后对恢复后场地进行监测，确定所造成的污染已经消除，应急响应终止。

10.2.1.2 源项分析

现场含放射性尾矿泄漏约 80 t，尾矿中铀含量约为 $7.5×10^3$ Bq/kg，尾矿表面的γ辐射剂量率约为 2 μGy/h，超一般环境约 19 倍；铀的释放量为 $6.0×10^8$ Bq，相当于 $1.2×10^9$ Bq 的 ^{90}Sr 当量。

（1）可能的污染

尾矿会对人体造成外照射，通过吸入或皮肤污染进入人体可造成内照射；可能对土壤、农田造成辐射环境污染。

（2）辐射防护要点

现场应急人员应携带γ辐射剂量率仪、表面污染监测设备，佩戴个人剂量计，穿戴防护服、口罩、手套、脚套；处置完毕后将处置工具、人员防护用品等统一收集处理；收集的尾矿及受污染土壤应运送至尾矿库进行妥善处理。

10.2.1.3 事故定级

本案例辐射事故定级为一般辐射事故，详见表 10-2。

表 10-2 事故定级说明

定级依据	说明
事故类型	铀矿尾矿泄漏辐射污染事故
事故可控性	可控
环境污染程度	尾矿泄漏约为 80 t，其表面的γ辐射剂量率约为 2 μGy/h，超一般环境约 19 倍，影响面积约为 1 km^2，铀的释放量为 $6.0×10^8$ Bq
铀释放量的 ^{90}Sr 当量	$1.2×10^9$ Bq
分级量化指标	事故造成地表、土壤污染（未造成地下水污染）时液态放射性物质的释放量小于 $1.0×10^{12}$ Bq 的 ^{90}Sr 当量
人员伤亡	无
社会影响（舆情）	响应处理及时妥当，未对社会造成不良影响
定级	一般辐射事故（Ⅳ级响应）

10.2.1.4 演习要点

（1）重点关注

①对尾矿库决口进行封堵，设置拦截坝，防止对农田造成污染。

②对泄漏的尾矿以及受污染的土壤进行清理，在处置过程中，做好人员的防护。

③要在第一时间开展有效舆情引导、积极应对，实时发布事故处置进展，避免处理不当引起公众恐慌，影响社会稳定。

（2）应急监测

①监测项目：γ辐射剂量率，气溶胶、土壤、农作物中 ^{238}U、^{226}Ra 活度浓度及总α、总β比活度，气象参数。

②监测方法：对事故区域开展γ剂量率监测，同时采集气溶胶、土壤、农作物样品开展γ核素及总放分析，确定影响区域。处置结束后，对事故区域及周边进行恢复后监测，同时采集气溶胶、土壤、农作物样品进行γ核素及总放分析，也可使用γ剂量率热点成像系统判断现场恢复情况。

③监测仪器：便携式γ剂量率仪，表面污染测量仪，高纯锗γ能谱仪，低本底α、β测量仪，γ热点成像系统，自动气象仪等。

10.2.2 铀矿通风不良导致的辐射事故[*]

10.2.2.1 事故情景

××日，某铀矿山矿井通风系统发生故障，致使矿井下工作面空气中的粉尘、氡及氡子体浓度超标严重，造成小范围放射性污染，同时造成矿工个人剂量超标。

事故发生后，该企业立即将事故情况上报生态环境、公安、卫生等有关部门。接到报告后，生态环境、公安、卫生等相关部门立即启动应急预案，迅速开展应急响应工作，及时组织井下工作人员撤离，并送至医院进行检查。同时企业及时修复通风系统，系统恢复正常运行后，开展应急监测，井下工作空气中的粉尘、氡及其子体浓度满足相关标准要求后，确定污染已经消除，应急响应终止。

10.2.2.2 源项分析

井下工作面空气中氡浓度为 $1.50 \times 10^5 \, \text{Bq/m}^3$，氡子体α潜能值为 $600 \, \mu\text{J/m}^3$，造成矿工个人剂量超标。

---

[*] 本节由李鑫、翟慧芳编写，刘瑛霞审阅。

（1）可能的污染

粉尘、氡气进入人体的主要途径是呼吸道，会对人体造成内照射。

（2）辐射防护要点

现场应急人员应携带γ辐射剂量率仪、有毒有害气体检测仪、氡及其子体测量仪及佩戴个人剂量计、个人剂量报警仪、氧气呼吸器，穿戴防护服、手套、脚套等。

10.2.2.3 事故定级

本案例辐射事故定级为一般辐射事故，详见表 10-3。

表 10-3 事故定级说明

定级依据	说明
事故类型	铀矿通风不良导致的辐射事故
事故可控性	可控
环境污染程度	井下工作面空气中氡浓度及氡子体α潜能浓度超标
人员伤亡	无人员伤亡，矿工个人剂量超标
社会影响（舆情）	响应处理及时妥当，未对社会造成不良影响
定级	一般辐射事故（Ⅳ级响应）

10.2.2.4 演习要点

（1）关注重点

①有效组织井下工作人员撤离，并送至医院进行检查。

②及时修复矿井通风系统，使井下工作空气中的粉尘、氡及其子体浓度满足相关标准要求。

③处置、监测人员做好安全保障及辐射防护工作。

（2）应急监测

①监测项目：氡及其子体、γ辐射剂量率、个人剂量监测。

②监测方法：通风系统恢复正常运行后，对井下工作场所及矿井外周围进行γ辐射剂量率、氡及其子体监测。

③监测仪器：便携式γ剂量率仪、氡及其子体测量仪、热释光分析仪。

10.2.3 铀矿蒸发池废水泄漏辐射事故[*]

10.2.3.1 事故情景

××日，某铀矿遭遇长时间大雨，造成蒸发池周边排洪沟淤堵，因安全巡视人员检查不细致，未能及时清理，造成蒸发池东侧出现 5 m 决口，导致蒸发池内废水溢出外泄到周边环境中，影响面积约为 0.5 km^2，蒸发池下游为草地，在其西南 5 km 处有一地下水井。

蒸发池废水中含有铀等放射性元素及硫酸根离子等非放射污染物，废水外泄会造成周围环境辐射污染。

事故发生后，该企业立即将事故情况上报生态环境、公安等有关部门。接到报告后，生态环境、公安、卫生等相关部门立即启动应急预案，迅速开展应急响应工作。现场采取对决口处进行封堵，在蒸发池下游加设拦截坝等措施，防止污染扩散及造成地下水污染。按照监测方案开展应急监测，确定放射性影响范围。对受污染的土壤进行清理，现场清理完毕后对处置后的区域开展恢复后监测，确定事故区域恢复至本底水平后，应急响应终止。

10.2.3.2 源项分析

蒸发池中废水铀活度浓度约为 61.75 Bq/L，该蒸发池可容纳 $1.0×10^4$ m^3 的液体，以最大容量计算，即蒸发池废水全部泄漏，铀的释放量为 $6.18×10^8$ Bq，相当于 $1.24×10^9$ Bq 的 ^{90}Sr 当量。

（1）可能存在的污染

蒸发池废水泄漏造成周围环境辐射污染，近距离接触会对人体造成外照射，并可通过吸入或皮肤污染进入人体造成内照射。

（2）辐射防护要点

现场应急人员应携带γ辐射剂量率、表面污染测量仪，佩戴个人剂量计、个人剂量报警仪，穿戴防护服、口罩、手套、脚套，处置完毕后将处置工具、人员防护用品等统一收集处理；对受污染土壤等采取集中处理。

10.2.3.3 事故定级

本案例辐射事故定级为一般辐射事故，详见表 10-4。

---

[*] 本节由李鑫、施俊喆编写，刘瑛霞审阅。

表 10-4　事故定级说明

定级依据	说明
事故类型	铀矿冶蒸发池废水泄漏辐射事故
铀释放量的 ^{90}Sr 当量	$1.24×10^9$ Bq
分级量化指标	事故造成地表、土壤污染（未造成地下水污染）时液态放射性物质的释放量小于 $1.0×10^{12}$ Bq 的 ^{90}Sr 当量
事故可控性	可控
环境污染程度	蒸发池废水泄漏对周围环境造成了一定辐射污染
人员伤亡	未造成人员伤亡
社会影响（舆情）	舆情响应处理及时妥当，未对社会造成不良影响
定级	一般辐射事故（Ⅳ级响应级）

10.2.3.4　演习要点

（1）重点关注

①及时对蒸发池决口处进行封堵，在下游加设拦截坝等措施，防止对周边环境及地下水造成污染。

②对受污染土壤等进行收集妥善处理。

③处置过程中做好人员防护，防止吸入或皮肤污染人体造成内照射。

④要在第一时间开展有效舆情引导、积极应对，实时发布事故处置进展，避免处理不当引起公众恐慌，影响社会稳定。

（2）应急监测

①监测项目：γ辐射剂量率，核素识别，表面污染，土壤、气溶胶、牧草中 ^{238}U、^{226}Ra 活度浓度及总α、总β比活度，水体中总铀、^{226}Ra 活度浓度，气象参数。

②监测方法：使用便携式γ剂量率仪对事故现场进行巡测，并在蒸发池、拦截坝不同距离开展γ辐射剂量率监测；利用车载高压电离室开展连续监测；采集受污染区域下风向、对照点气溶胶，开展γ核素及总放分析；采集蒸发池、拦截坝外土壤及周边地下水，开展γ核素及总放分析。处置结束后，使用便携式γ辐射剂量率仪对事故区域及周边进行恢复后监测，采集周边环境气溶胶、土壤开展γ核素及总放分析，也可使用γ剂量率热点成像系统判断现场恢复情况，确保现场恢复至本底水平。

③监测仪器：便携式γ剂量率仪，高纯锗γ能谱仪，低本底α、β测量仪，微量铀分析仪，表面污染测量仪，氡钍分析仪，自动气象仪等。

10.2.4　铀矿冶合格液冒槽辐射事故[*]

10.2.4.1　事故情景

××日××铀矿值班人员因工作疏忽，在系统报警时，未及时进行处理、修复，导致合格液槽发生冒槽事故。

事故发生后，该企业立即将事故情况上报生态环境、卫生等部门。

接到报告后，生态环境、卫生等相关部门立即启动应急预案，迅速开展应急响应工作。经现场调查，合格液槽中 1 000 L 液体流出，现场监测表明，车间内设备、地面、墙面及车间外局部环境均受到不同程度的污染。根据监测结果确定污染范围，对泄漏的合格液进行收集，并对受污染区域进行清理。清理完毕后，对处置后现场进行监测，确定所造成的污染已经消除，应急响应终止。

10.2.4.2　源项分析

合格液中铀浓度约为 1 g/L，铀活度浓度约为 2.53×10^4 Bq/L，此次事故导致合格液槽中流出约 1 000 L 液体，铀的释放量为 2.53×10^7 Bq，相当于 5.1×10^7 Bq 的 ^{90}Sr 当量。

（1）可能的污染

合格液冒槽可造成车间内设备、地面、墙面及周围环境的辐射污染；对人体造成外照射，可通过吸入或皮肤污染进入人体造成内照射。

（2）辐射防护要点

现场应急人员应携带γ辐射剂量率、表面污染测量仪，佩戴个人剂量计、个人剂量报警仪，穿戴防护服、口罩、手套、脚套；处置完毕后将处置工具、人员防护用品统一收集处理。

10.2.4.3　事故定级

本案例辐射事故定级为一般辐射事故，详见表 10-5。

表 10-5　事故定级说明

定级依据	说明
事故类型	铀矿冶合格液冒槽辐射事故
铀释放量的 ^{90}Sr 当量	5.1×10^7 Bq

---

[*] 本节由李鑫、黄晨编写，刘瑛霞审阅。

定级依据	说明
分级量化指标	事故造成地表、土壤污染（未造成地下水污染）时液态放射性物质的释放量小于 $1.0×10^{12}$ Bq 的 ^{90}Sr 当量
事故可控性	可控
环境污染程度	合格液槽液体泄漏对车间内设备、地面等及周围环境造成一定辐射污染
人员伤亡	未造成人员伤亡
社会影响（舆情）	舆情响应处理及时妥当，未对社会造成不良影响
定级	一般辐射事故（Ⅳ级响应）

10.2.4.4　演习要点

（1）重点关注

①车间内被污染设备、地面、墙面及车间外局部环境的清污处理。

②处置过程中，做好应急人员的防护工作。

③妥善收集泄漏的合格液。

（2）应急监测

①监测项目：γ辐射剂量率，表面污染，气溶胶中γ核素活度浓度及总α、总β比活度。

②监测方法：使用便携式γ辐射剂量率仪对事故区域进行巡测，并对车间内设备、地面等进行表面污染测量；同时采集车间外围气溶胶样品开展γ核素及总放分析。处置结束后，使用便携式γ辐射剂量率仪对事故区域及周边环境进行恢复后监测，并采集车间外气溶胶开展γ核素及总放分析。

③监测仪器：便携式γ剂量率仪，表面污染测量仪，高纯锗γ谱仪，低本底α、β测量仪。

10.2.5　铀产品被盗事故[*]

10.2.5.1　事故情景

××日，某铀矿巡查人员夜间巡查过程中，发现铀产品（黄饼）存储库门被打开，经核查有 10 kg 铀产品被盗，巡查人员立即上报公司。

事故发生后，该企业立即将事故情况上报生态环境、公安、卫生等部门。

接到报告后，生态环境、公安、卫生等相关部门立即启动应急预案，迅速开展应急响应工作。根据现场情况由监测人员配合公安部门开展搜寻，经搜寻发现，被盗铀产品散落

---

[*] 本节由李鑫、李玮编写，刘瑛霞审阅。

于厂区西南角。随即监测人员对周边环境进行监测,确定散落及污染面积,根据监测结果将被盗及散落的铀产品全部收回,并对受到污染的区域进行清理。清理完毕后开展恢复后监测,确定所造成的污染已经消除,应急响应终止。

10.2.5.2 源项分析

该批铀产品中铀活度浓度约为 1.7×10^7 Bq/kg,被盗 10 kg,铀释放量为 1.7×10^8 Bq,其表面γ辐射剂量率约为 3 μGy/h。

(1)可能的污染

近距离接触会对人体造成外照射,粉尘或衰变后产生的氡及其衰变产物可通过吸入或皮肤污染进入人体,引起内照射,同时会对周边环境造成辐射污染。

(2)辐射防护要点

现场应急人员应携带γ辐射剂量率仪、表面污染测量仪,佩戴个人剂量计、个人剂量报警仪,穿戴防护服、口罩、手套、脚套;处置完毕后对处置工具、人员防护用品统一收集处理。

10.2.5.3 事故定级

本案例辐射事故定级为一般辐射事故,详见表 10-6。

表 10-6 事故定级说明

定级依据	说明
事故类型	铀产品被盗事故
事故可控性	可控
环境污染程度	10 kg 铀产品被盗,散落于厂区的西南角,其表面γ辐射剂量率约为 3 μGy/h,超过一般环境 29 倍,造成厂区内局部辐射污染
人员伤亡	无
社会影响(舆情)	响应处理及时妥当,未对社会造成不良影响
定级	一般辐射事故(Ⅳ级响应)

10.2.5.4 演习要点

(1)重点关注

①对散落铀产品进行收集,对污染区域进行清污处理。

②处置过程中,注意做好个人防护。

③核验被盗及散落的铀产品是否全部收回。

（2）应急监测

①监测项目：γ辐射剂量率，表面污染，气溶胶、土壤中 ^{238}U、^{226}Ra 活度浓度及总α、总β比活度。

②监测方法：在厂区内开展γ辐射剂量率监测，进行搜寻，对剂量率异常区域开展核素识别，对铀产品周围及可能沾污的地方开展表面污染测量，同时采集事故周边气溶胶进行实验室分析。处置完成后使用便携式γ剂量率仪进行清理后监测，并采集事故周边气溶胶、土壤样品开展γ核素及总α、总β分析。

③监测仪器：便携式γ剂量率仪，表面污染测量仪，核素识别仪，高纯锗γ谱仪，低本底α、β测量仪。

10.2.6　硝酸铀酰复合烧伤所致体内铀污染超剂量事故[*]

10.2.6.1　事故情景

××日，××铀水冶厂硝酸铀酰溶解工段，一名工人由投料口向硝酸溶解槽下料时，由于下料过猛，反应过快，造成硝酸铀酰溶液和氧化铀混合液突然喷溅，致使另一名工人被高温硝酸铀酰溶液和氧化铀混合液烧伤，烧伤面积达 80%，大量铀氧化合物经过伤口进入体内，造成该名工人急性铀中毒、严重剂量超标和严重肾功能衰竭，从体内初始负荷量计算的全身剂量负担为 3.5 mSv，肾的剂量负担为 10 mSv。

事故发生后，该企业立即将事故情况上报生态环境、卫生等有关部门。

接到报告后，生态环境、卫生等相关部门立即启动应急预案，迅速开展应急响应工作。对受照人员进行医疗救治，根据现场调查、监测结果确定污染区域，并对受污染区域进行清理，清理完毕后开展现场监测，确定所造成的污染已经消除，应急响应终止。

10.2.6.2　源项分析

工人急性铀中毒和严重剂量超标，全身剂量负担为 3.5 mSv，肾的剂量负担为 10 mSv，造成严重肾功能衰竭。

（1）可能的污染

硝酸铀酰溶液和氧化铀混合液喷溅造成人员的急性铀中毒、严重剂量超标和车间内设备、地面等及周围环境的辐射污染，可溶性铀化合物对肾有急性化学损伤，超过限值会使人骨骼畸形、血淋巴染色体畸变，诱发各种肿瘤等。

---

[*] 本节由李鑫、刘振业编写，刘瑛霞审阅。

（2）辐射防护要点

现场应急人员应携带γ辐射剂量率、表面污染测量仪，佩戴个人剂量计、个人剂量报警仪，穿戴防护服、口罩、手套、脚套；处置完毕后将处置工具、人员防护用品等统一收集处理。

10.2.6.3 事故定级

本案例辐射事故定级为较大辐射事故，详见表 10-7。

表 10-7 事故定级说明

定级依据	说明
事故类型	硝酸铀酰复合烧伤所致体内铀污染超剂量事故
事故可控性	可控
环境污染程度	车间内设备、地面及其周围环境辐射污染
人员伤亡	1 人大面积烧伤，并造成急性铀中毒、严重剂量超标和严重肾功能衰竭
社会影响（舆情）	响应处理及时妥当，未对社会造成不良影响
定级	较大辐射事故（III级响应）

10.2.6.4 演习要点

（1）重点关注

①对受伤人员进行医疗救治，同时对其他可能受照人员进行体检。

②对车间内被污染设备、地面进行清理，并做好清理过程中人员防护。

（2）应急监测

①监测项目：γ辐射剂量率、表面污染、气溶胶γ核素活度浓度。

②监测方法：使用便携式γ辐射剂量率对事故区域进行巡测，并对车间内设备、地面等进行表面污染测量；同时采集车间外围气溶胶样品开展γ核素分析。处置完成后使用便携式γ剂量率仪进行清理后监测。

③监测仪器：便携式γ剂量率仪、表面污染测量仪、高纯锗γ谱仪。

10.3　伴生矿开发利用辐射事故

10.3.1　伴生矿开发利用企业偷倒含放射性废渣事故[*]

10.3.1.1　事故情景

某日，某村民发现村庄东侧 500 m 处有黄色、胶泥状固体物质堆放，怀疑是含放射性废渣，堆放区域位于水库上游干涸河槽内。该村民拨打"12369"向市生态环境部门反映该情况。

接到报告后，市生态环境部门立即启动应急预案，迅速开展应急响应工作。经现场调查与监测，堆放的废渣约 100 t，堆放面积约 200 m^2，γ 剂量率远超周边环境本底水平，渣堆表面的 γ 辐射剂量率约为 3.5 μGy/h，超一般环境 30 多倍；核素识别为 ^{232}Th，初步判断为含放射性稀土废渣；气象预报显示该地区有降雨，堆放区域位于水库上游干涸河槽内，事故地点处于水源地二级保护区，根据现场研判，降雨可能导致稀土废渣及淋溶后的放射性物品被冲入河流，造成水体污染。

为防止降雨导致河水将稀土废渣以及污染土壤冲刷污染水体，需在上游河槽加设拦截坝、导流渠，对堆放的废渣进行中和处置，并对堆放场地地表土壤进行清理，随后一并安全送贮。现场清理完毕后对恢复后场地进行监测，确定堆存废渣所造成的放射性污染已消除，应急响应终止。

10.3.1.2　源项分析

现场倾倒含放射性废渣约为 100 t，废渣中钍含量约为 1.0×10^4 Bq/kg，渣堆表面的 γ 辐射剂量率约为 3.5 μGy/h，超一般环境 30 多倍；钍释放量为 1×10^9 Bq，相当于 2.0×10^9 Bq 的 ^{90}Sr 当量。

（1）可能的污染

稀土废渣含有约 4‰的天然放射性钍核素，总放射性比活度水平大于 1.0×10^5 Bq/kg，主要产生于稀土冶炼过程，呈土黄色、胶泥状，含水率约为 40%。短期直接接触不会对人体健康造成影响，但粉尘吸入会对人体造成内照射。根据初步调查监测结果，事故地点处于水源地二级保护区，可能会危及饮水安全。

---

[*] 本节由胡彩霞、刘振业编写，张保生审阅。

（2）辐射防护要点

现场应急人员应携带γ辐射剂量率、表面污染测量仪，佩戴个人剂量计、个人剂量报警仪，穿戴防护服、口罩、手套、脚套；清运废渣车辆应设置防扬散、防流失措施，并按照规定路线，送贮到放射性废物库进行安全处置；处置完毕后将处置工具、人员防护用品等统一收集处理。

10.3.1.3 事故定级

本案例辐射事故最初定级为一般辐射事故，最终定级为较大辐射事故，详见表 10-8。

表 10-8 事故定级说明

定级依据	说明
事故类型	伴生矿开发利用企业偷倒含放射性废渣
环境污染程度	稀土废渣倾倒面积为 200 m^2，其表面γ辐射剂量率约为 3.5 μGy/h，超一般环境 30 多倍，钍释放量为 1×10^9 Bq
天气情况	有降雨
钍释放量的 ^{90}Sr 当量	2.0×10^9 Bq
分级量化指标	事故造成水环境污染时液态放射性物质的释放量小于 1.0×10^{11} Bq 的 ^{90}Sr 当量
最初定级	一般辐射事故（IV级响应）
事故可控性	可控
事故地点环境	水库水源地二级保护区，属于III类水域环境功能区（事故可能造成III类水环境功能区污染，应适当升级）
人员伤亡	未造成人员伤亡
社会影响（舆情）	响应处理及时妥当，未对社会造成不良影响
最终定级	较大辐射事故（III级响应）

10.3.1.4 演习要点

（1）重点关注

①事故调查及舆情应对。

②废渣处置过程中对水体进行保护，设置拦截坝、导流渠。

③废渣运输过程中采取防扬尘、防雨淋、防沾污等措施防止发生二次污染。

（2）应急监测

①监测项目：γ辐射剂量率，核素识别，表面污染，气溶胶、土壤中γ核素活度浓度，水中钍含量，气象参数。

②监测方法：按照由远及近的方式对受污染区域进行γ剂量率监测，靠近渣堆后进行核素识别和表面污染监测；同时采集受污染区域下方向气溶胶、周边土壤样品及下游河流、水库水体样品，进行实验室分析。处置结束后，使用便携式γ辐射剂量率仪对事故区域及周边进行恢复后监测，同时采集土壤样品进行γ核素及总放分析。

③监测仪器：便携式γ剂量率仪，便携式γ谱仪，表面污染测量仪，高纯锗γ能谱，紫外可见分光光度计，自动气象仪。

10.3.2　伴生放射性钍矿尾矿库决口辐射事故[*]

10.3.2.1　事故情景

某伴生矿开发利用企业建有尾矿库，堆存约 1.0×10^8 t 尾矿，尾矿中含放射性钍。由于大规模降雨导致尾矿库南侧坝体出现 6 m 决口，造成少量尾矿浆向南侧漫流，尾矿库西北侧 2 km 有村庄，南侧 20 km 有河流。

事故发生后，该企业立即将事故情况上报市生态环境、公安等部门。接到报告后，生态环境、公安等相关部门立即启动应急预案，迅速开展应急响应工作。立即组织对决口处进行封堵，对漫流尾矿浆四周设置拦截坝，防止污染扩散及造成河流污染。通过现场调查，约有 100 t 尾矿流出，制定监测方案对事故区域开展应急监测，现场监测表明影响面积约 1 km^2，γ辐射剂量率约为 0.8 μGy/h。对尾矿浆及其受影响的区域进行处理，对清理后的区域进行监测，确定造成的污染已消除，应急响应终止。

10.3.2.2　源项分析

尾矿中钍活度浓度约为 2.0×10^3 Bq/kg，100 t 尾矿流出，其表面的γ辐射剂量率约为 0.8 μGy/h，超一般环境约 7 倍，钍释放量为 2×10^8 Bq，相当于 4×10^8 Bq 的 ^{90}Sr 当量。

（1）可能的污染

尾矿中的钍进入环境后，可通过空气浸没外照射、地表沉积外照射、吸入与食入内照射途径致使公众受到不同程度的照射。

（2）辐射防护要点

现场应急人员应携带γ辐射剂量率仪、表面污染测量仪，佩戴个人剂量计、个人剂量报警仪，穿戴防护服、口罩、手套、脚套；处置完毕后对处置工具、人员防护用品等统一收集处理；对尾矿浆及受污染的土壤等集中处置。

---

[*] 本节由刘振业、胡彩霞编写，张保生审阅。

10.3.2.3 事故定级

本案例辐射事故定级为一般辐射事故，详见表 10-9。

表 10-9 事故定级说明

定级依据	说明
事故类型	伴生放射性钍矿尾矿库决口事故
事故可控性	可控
环境污染程度	尾矿泄漏，其表面γ辐射剂量率约为 0.8 μGy/h，超一般环境约 7 倍，影响面积约 1 km^2，对周围土壤造成了辐射污染，钍释放量为 2×10^8 Bq
钍释放量的 ^{90}Sr 当量	4×10^8 Bq
分级量化指标	事故造成地表、土壤污染（未造成地下水污染）时液态放射性物质的释放量小于 1.0×10^{12} Bq 的 ^{90}Sr 当量
人员伤亡	未造成人员伤亡
社会影响（舆情）	响应处理及时妥当，未对社会造成不良影响
定级	一般辐射事故（IV级响应）

10.3.2.4 演习要点

（1）关注重点

①对决口处进行封堵，并设置拦截坝，避免污染扩散。

②做好清运车辆防扬散、防流失措施。

③处置过程中，做好人员防护，避免吸入或皮肤沾污造成内照射。

④要在第一时间开展有效舆情引导、积极应对，实时发布事故处置进展，避免处理不当引起公众恐慌，影响社会稳定。

（2）应急监测

①监测项目：γ辐射剂量率，气溶胶、土壤、水体中 ^{232}Th 活度浓度及总α、总β比活度，气象参数。

②监测方法：对事故区域开展γ剂量率监测，同时采集气溶胶、土壤、水体样品开展γ核素及总放分析，确定影响区域。处置结束后，使用便携式γ辐射剂量率仪对事故区域及周边进行恢复后监测，同时采集土壤样品进行γ核素及总放分析，也可使用γ剂量率热点成像系统判断现场恢复情况。

③监测仪器：便携式γ剂量率仪，高纯锗γ能谱仪，低本底α、β测量仪，γ热点成像系统，自动气象仪等。

10.3.3   企业违法生产造成放射性污染辐射事故[*]

10.3.3.1   事故情景

环境监察执法大队在日常检查过程中，发现某企业院内现场违法堆放含放射性黄色废渣 50 t，现场初步监测结果表明该企业厂区γ剂量率、生产车间设备表面污染远超本底水平，企业生产过程中造成放射性污染。

县（区）环境监察执法大队发现情况后，立即将事故情况上报市生态环境部门，市生态环境部门立即按照应急响应启动程序，调派相关人员赶赴现场，开展应急响应工作。通过现场调查、监测，该企业违法使用含放射性废渣作为原料进行冶炼；现场堆放含放射性废渣约 50 t，核素识别为 ^{232}Th，废渣中钍含量约为 $7.0×10^5$ Bq/kg，渣堆表面的γ辐射剂量率约为 20 μGy/h，其厂区局部环境γ辐射剂量率达 5 μGy/h，车间内γ辐射剂量率最大值为 130 μGy/h。责令企业将含放射性废渣按规定送到放射性废物库安全收贮，并组织专业处置人员对受污染的设备及废渣堆放区域进行洗消、清理，清理完毕后进行现场监测，确定所造成的辐射污染已经消除，应急响应终止。

10.3.3.2   源项分析

现场堆放含放射性废渣约为 50 t，废渣中钍活度浓度约为 $7.0×10^5$ Bq/kg，渣堆表面的γ辐射剂量率约为 20 μGy/h，其厂区局部环境γ辐射剂量率约为 5 μGy/h。

（1）可能的污染

直接接触含放射性废渣会对人体造成外照射，钍可经呼吸道、胃肠道、皮肤及伤口进入人体，对人体造成内照射；事故会对周围环境造成放射性污染。

（2）辐射防护要点

现场应急人员应携带γ辐射剂量率仪、表面污染测量仪，佩戴个人剂量计、个人剂量报警仪，穿戴防护服、口罩、手套、脚套；清运废渣车辆应设置防扬散、防流失措施，并按照规定路线，将含放射性废渣送贮至放射性废物库进行安全处置；处置完毕后将处置工具、人员防护用品等统一收集处理。

10.3.3.3   事故定级

本案例辐射事故定级为一般辐射事故，详见表 10-10。

---

[*] 本节由刘振业、胡彩霞编写，张保生审阅。

表 10-10 事故定级说明

定级依据	说明
事故类型	企业违法生产造成放射性污染
事故可控性	可控
环境污染程度	造成厂区、设备及局部环境辐射污染
人员伤亡	未造成人员伤亡
社会影响（舆情）	响应处理及时妥当，未对社会造成不良影响
定级	一般辐射事故（IV级响应）

10.3.3.4 演习要点

（1）重点关注

①车间设备、地面及厂区内被污染区域的清污处理。

②开展调查取证工作。

③处置过程中的人员防护。

（2）应急监测

①监测项目：γ辐射剂量率，表面污染，核素识别，气溶胶、土壤中 ^{232}Th 活度浓度及总α、总β比活度，气象参数。

②监测方法：对废渣堆放区域、厂区及生产设备等进行γ辐射剂量率、表面污染监测，并进行核素识别，采集气溶胶、土壤样品开展γ能谱实验室分析。清理结束后对事故区域开展γ辐射剂量率监测，并对生产车间、设备等开展表面污染测量，确定是否去污彻底。采集周围环境气溶胶、土壤样品开展γ能谱实验室分析，也可使用γ剂量率热点成像系统判断现场恢复情况。

第11章

航天器坠落、恶意行为辐射事故情景

航天器坠落和恶意行为辐射事故均属于《中华人民共和国突发事件应对法》所称突发事件，其造成或者可能造成严重社会危害，需要采取应急处置措施予以应对。当航天器坠落、核动力卫星事故等可能或已经对我国大陆产生辐射影响时，参照《国家核应急预案》有关规定及执行程序组织应急响应。这种情况下的应急响应主要涉及辐射监测、饮水和食品控制、卫星污染碎片搜寻等，除受影响省级人民政府组织的应急响应外，国家级的响应按规定的职责任务分工实施；恶意行为辐射事故情景多为个人蓄意利用放射性物质攻击他人或恐怖组织利用放射性物质实施恐怖袭击，其后果可能导致环境污染或超剂量照射辐射事故，事故应急按照《国家突发环境事件应急预案》和省级辐射事故应急预案进行应急响应。

11.1 应急要点[*]

11.1.1 应急响应的特点

（1）航天器坠落辐射事故应急响应的特点

①坠落在我国境内的航天器可能为境外发射，此类情况属于特别重大辐射事故，须启动Ⅰ级响应。

②响应时应充分考虑残骸散落范围大、辐射剂量率高、现场危险较大等因素。

③航天器坠落辐射事故响需要航天、生态环境、公安、卫生等多部门相互配合。

---

[*] 本节由郑鑫、肖丽娥编写，董淑强审阅。

④及时控制、清理事故现场，消除事故污染，避免造成二次污染。

（2）恶意行为辐射事故应急响应的特点

①突发性强，无预见性。首先应对突发辐射事故作出初步判断，第一时间确定事故发生情况，维持现场秩序，及时疏散人群，远离可疑放射性污染环境。

②破坏性大，应急过程中应关注是否有放射性物品泄漏和散布，对污染源周围的区域进行检测、标记，防止放射性物品扩散。

③易造成大面积放射性污染和人员伤亡，应急过程应确定危害程度及污染的范围，对污染源和污染区域进行检测并划分出污染的范围，为封控范围提供依据。

④连锁反应，造成社会恐慌和混乱，影响社会稳定，应急重点关注舆情控制。

⑤安排专业技术人员对放射源、放射性物品进行处置。专业队伍对污染的环境和人员进行洗消和除污。

⑥涉嫌恐怖活动的，应协助当地反恐部门进行刑侦，做好事发现场的保护和物证的保留。

11.1.2　事故类型

（1）航天器坠落辐射事故类型

①航天器坠落过程中燃烧爆炸导致携带的放射性同位素装置破损，放射性物品碎片散落。

②航天器坠落，放射性同位素装置脱落需进行搜寻，放射性物品在屏蔽容器中处于可控状态。

（2）恶意行为辐射事故类型

个人蓄意利用放射性物品攻击他人造成人员伤亡，恐怖组织利用放射性物品、脏弹、核材料、核武器实施的恐怖事件等。

11.1.3　应急监测常见核素

（1）航天器坠落辐射事故应急监测常见核素

航天器坠落辐射事故应急监测常见核素见表 11-1。

表 11-1　航天器坠落辐射事故应急监测常见核素

类型	常见的核素
核燃料电池	^{238}Pu、^{235}U
热源	^{238}Pu
γ射线高度控制装置	^{137}Cs

（2）恶意行为辐射事故应急监测待测核素

恶意行为辐射事故应急监测待测核素见表 11-2。

表 11-2　恶意行为辐射事故应急监测待测核素

污染源类型	拟待测的核素
密封放射源	密封放射源种类（如 ^{60}Co、^{137}Cs、^{90}Sr 等）
非密封放射性物品	非密封放射性物品种类（如 ^{131}I 等）
含放射性物品相关设备	放射性物品种类

11.1.4　历史卫星重返事故案例

历史卫星重返事故案例见表 11-3。

表 11-3　历史卫星重返事故案例

时间	设施或单位	事故情况
1964 年 4 月	"子午仪 5 BN-3"卫星（美国）	卫星未能入轨，卫星及其携带的 ^{238}Pu 燃料（1 kg）在坠入大气层时燃烧
1968 年 5 月	"雨云-B"气象卫星（美国）	运载火箭偏离预定飞行轨迹，中止飞行进行自毁，包含核辅助动力装置的卫星坠落在圣巴巴拉海峡，6 个月后找到并回收
1978 年 1 月	"Kosmos954"核动力卫星（苏联）	卫星坠落，含放射性碎片坠落在加拿大北部领空上空，美国与加拿大联合组织对 18 000 mi²* 范围进行搜索，发现并处理净化了微小碎片，其放射性燃料的总量高达 50 kg
1983 年 2 月	"宇宙-1402 号"核动力卫星（苏联）	载入时坠毁，核反应堆舱段完全烧毁并坠入南大西洋

---

* 1 mi²=2.59 km²。

11.2 航天器坠落事故

11.2.1 国外航天器坠落我国辐射事故[*]

11.2.1.1 事故情景

××日，我国西部某邻国发射一枚运载火箭，火箭升空后发生故障，未进入预定轨道，并与控制中心失去联系。运载火箭最终失控位置位于我国上空，发射国向我国通报，称运载火箭搭载的行星探测器使用放射性同位素 ^{238}Pu 作为热源，坠落后可造成辐射环境污染。

火箭在坠落过程中发生爆炸，爆炸产生的残骸碎片散落于我国西部某地区。事故发生后，国家相关部门启动应急预案，迅速定位坠落位置，并通知坠落事故地点省级人民政府及其生态环境、公安等部门，要求当地迅速组织开展调查、监测、救援等响应工作，航天部门相关人员赶赴事故现场开展现场调查及处理处置工作。

公安部门第一时间封锁事故现场，进行交通管制和人员疏散；消防部门赶赴现场采取有效措施防止发生次生火情和爆炸；生态环境部门开展事故区域辐射水平监测，根据辐射剂量划定安全区域；宣传部门开展舆情引导，并鼓励公众发现坠落物残骸上报；卫生部门赶赴现场准备进行人员救治。

经过现场勘查，事故区域无人居住，未造成人员伤亡。在爆炸产生的散落残骸碎片中，发现 ^{238}Pu 热源装置，核素识别为 ^{238}Pu，热源包壳出现裂口导致放射性物品泄漏，事故现场气溶胶中检测到 ^{238}Pu，多个残骸碎片辐射剂量较高，部分地表土壤受到沾污；含放射性残骸及受污染地表土壤由相关部门统一收集处置。事故现场辐射污染消除，应急响应终止。

11.2.1.2 源项分析

航天器热源采用放射性同位素 ^{238}Pu，属于 I 类极高危险放射源；I 类放射源具有极强的放射性，在没有防护的情况下，接触几分钟到 1 h 就可致人死亡；热源源芯为高温烧结 PuO_2 陶瓷体，熔点为 2 400℃。热源表面 1 m 处辐射剂量率为 0.06 mSv/h。

^{238}Pu 衰变方式为 α 衰变，半衰期为 88 年；$^{238}PuO_2$ 源芯自发裂变和（α、n）反应都会产生一定量的中子；自发裂变发射率为 $2.5×10^3$ 中子/（s·g^{238}Pu），平均能量为 2 MeV；^{18}O 和 ^{17}O 的（α，n）反应，中子通量约为 $2×10^4$ 中子/（s·g^{238}Pu），最大能量为 5.8 MeV；在

---

[*] 本节由郑鑫、姚瑶编写，刘瑛霞审阅。

^{238}Pu 衰变链中，衰变子体也会产生少量中子；^{238}PuO$_2$ 源芯衰变过程中，还会产生大量低能量的γ射线；在中子长时间辐照的作用下，金属包壳可能发生活化。因此，快中子、中、低能γ射线以及周围金属的活化辐射是该事故中的主要污染因子。

（1）可能的污染

^{238}Pu 具有极强的放射性，人体吸入极微量即可能导致严重的放射性损伤；^{238}Pu 产生的中子和γ射线对人体造成外照射；^{238}Pu 热源包壳出现裂口导致放射性物品泄漏，形成放射性气溶胶向大气扩散，对环境造成污染。

（2）辐射防护要点

应急人员应采取防吸入、防沾污等防护措施，携带γ剂量率仪、中子剂量当量率仪及表面污染测量仪器，穿戴防护服、防护镜、口罩、手套、脚套，佩戴个人剂量计；处置完毕后对处置工具、人员防护用品统一收集处理。

11.2.1.3　事故定级

本案例事故定级为特别重大辐射事故，详见表 11-4。

表 11-4　事故定级说明

定级依据	说明
事故类型	国外航天器坠落，Ⅰ类密封放射源失控
环境污染程度	坠落地点周围较大区域辐射环境污染
事故可控性	可控
人员伤亡	无人员伤亡
社会影响（舆情）	响应处理及时妥当，舆情可控
定级	特别重大辐射事故（Ⅰ级响应）

11.2.1.4　演习要点

（1）重点关注

①因航天器坠落残骸散落范围可能较广，且 ^{238}Pu 具有极强的放射性，事故发生后应第一时间开展有效舆情引导，告知事故区域公众发现坠落物残骸应远离，并及时向相关部门报告。

②航天器管理归口部门为航天等专业部门，当地人民政府及生态环境等相关部门需要进行充分交流沟通，服从统一指挥，使整个处置工作更加高效。

③航天设备涉及国家技术机密，处置活动的全过程应当注重涉密内容的保密。

（2）应急监测

①监测项目：γ辐射剂量率，中子剂量当量率，α、β表面污染，核素识别，气溶胶、土壤中γ核素活度浓度及总α、β比活度，气象参数。

②监测方法：在主体坠落物500 m范围内以环形路线进行γ剂量率巡测，也可使用γ剂量率热点成像系统判断污染范围，如在500 m范围边缘继续发现坠落物残骸则扩大巡测范围；使用便携式γ辐射剂量率仪、中子剂量当量率仪对主体坠落物周边由远及近开展监测，搜寻含放射性残骸碎片并标记；搜寻到放射性水平较高的坠落物残骸后进行核素识别和表面污染测量，进一步确认核素类别和放射性装置是否破损；在事故区域及上风向、下风向进行土壤和气溶胶采样。处置结束后，使用便携式γ辐射剂量率仪对事故区域及周边进行恢复后监测，也可使用γ剂量率热点成像系统判断现场恢复情况，确保现场恢复至本底水平。

③监测仪器：便携式γ剂量率仪，中子剂量当量率仪，高压电离室，α、β表面污染测量仪，低本底α、β测量仪，便携式γ谱仪，多道γ谱仪，γ剂量率热点成像系统，自动气象仪。

11.2.2　航天器放射源设备坠落辐射事故[*]

11.2.2.1　事故情景

某日，某航天器返回过程中，返回舱在着陆阶段降落伞和反冲发动机发生故障未发挥作用，返回舱以40 m/s速度坠落地面并起火，金属出现融化现象，内置γ高度控制装置破损并发生放射性同位素 ^{137}Cs 泄漏。

事故发生后，航天、生态环境、公安、卫生等相关部门立即启动应急预案，迅速赶赴现场开展应急响应；公安部门第一时间组织封锁事故现场，进行交通管制和人员疏散；消防部门赶赴现场在航天部门指导下灭火；生态环境部门开展事故区域辐射水平监测，判断γ高度控制装置是否破损，确认放射性物品泄漏及对环境的污染情况；宣传部门开展舆情引导；卫生部门赶赴现场做好救治准备工作。

经过现场勘查，事故发生地点为草原，周边无水体，事故未造成人员伤亡。主体坠落物周围辐射水平异常，γ高度控制装置表面污染测值较高，核素识别为 ^{137}Cs，放射源包壳

---

[*] 本节由刘振业、郑鑫编写，刘瑛霞审阅。

破损，造成了局部辐射环境污染，坠落物体及受污染地表土壤由相关部门统一收集处置。事故现场辐射污染消除，应急响应终止。

11.2.2.2　源项分析

返回舱γ高度控制装置所使用的放射性同位素为 ^{137}Cs，活度约为 $2.96×10^{10}$ Bq，属Ⅳ类放射源；原子序数为 55，熔点为 28.4℃，沸点为 669.3℃，主要衰变方式为β衰变，伴随发出γ射线，主要γ射线能量为 661.7 keV，半衰期为 30.018 年，因此，γ射线是该事故中的主要污染因子。

（1）可能的污染

人体近距离接触会产生外照射危害。如放射源包壳破碎，^{137}Cs 进入人体后易被吸收，进入体内的放射性铯主要滞留在全身软组织中，尤其是肌肉中，在骨和脂肪中浓度较低；较大量放射性铯摄入体内后可引起急、慢性损伤；同时可对周围环境造成辐射污染。

（2）辐射防护要点

应急人员应采取防吸入、防沾污等防护措施，携带γ剂量率仪、表面污染测量仪器，穿戴防护服、防护镜、口罩、手套、脚套，佩戴个人剂量计；处置完毕后对处置工具、人员防护用品统一收集处理。

11.2.2.3　事故定级

本案例事故定级为一般辐射事故，详见表 11-5。

表 11-5　事故定级说明

定级依据	说明
事故类型	航天器放射源设备坠落、Ⅳ类密封放射源失控
环境污染程度	坠落地点周围区域环境污染
事故可控性	可控
人员伤亡	无人员伤亡，未对人员造成放射性损伤
社会影响（舆情）	响应处理及时妥当，舆情可控
定级	一般辐射事故（Ⅳ级响应）

11.2.2.4　演习要点

（1）关注重点

①γ高度控制装置等含放射源设备破损可能导致放射性物品散落，现场须采取措施防

止污染进一步扩散，人员作业做好防护。

②航天器回收受到社会普遍关注，因此需要准确及时发布信息，把握舆情导向。

③航天器管理归口部门为航天等专业部门，当地人民政府及生态环境等相关部门需要进行充分交流沟通，服从统一指挥，使整个处置工作更加高效进行。

（2）应急监测

①监测项目：γ辐射剂量率，α、β表面污染，核素识别，气溶胶、土壤中γ核素活度浓度及总α、β比活度，气象参数。

②监测方法：在返回舱 500 m 范围内以环形路线进行γ剂量率巡测，也可使用γ剂量率热点成像系统判断污染范围；使用便携式γ辐射剂量率仪对主体坠落物周边由远及近开展监测，搜寻可能脱落的γ高度控制装置；对返回舱舱体进行γ辐射剂量率监测、核素识别和表面污染监测，判断γ高度控制装置是否破损，^{137}Cs 是否泄漏。在事故区域及上风向、下风向进行土壤和气溶胶采样。处置结束后，使用便携式γ辐射剂量率仪对事故区域及周边进行恢复后监测，也可使用γ剂量率热点成像系统判断现场恢复情况，确保现场恢复至本底水平。

③监测仪器：便携式γ剂量率仪，高压电离室，α、β表面污染测量仪，多道γ谱仪，低本底α、β测量仪，便携式γ谱仪，γ剂量率热点成像系统，自动气象仪。

11.3 恶意行为辐射事故

11.3.1 公众活动中涉及放射性材料的恶意行为[*]

11.3.1.1 事故情景

张某携带疑似放射源物质参加核与辐射科普公众开放活动，引发群众骚乱，致使活动被迫中止，造成极恶劣影响。

××××年××月××日，"六五"环境日，某核与辐射安全监管单位举办核与辐射科普公众开放日活动，面向社会公众宣传核与辐射科普知识。张某（甲亢患者）将从医院偷偷带出的残留有 ^{131}I 药物的杯子用纱布包好，装在自己的背包里参加活动。活动当日，科普宣传讲解员向参加宣传活动的百余名师生代表讲解核与辐射科普知识，张某突然从自

---

[*] 本节由肖丽娥、冯亮亮编写，宁耘审阅。

己背包里拿出用纱布包装的物体，大声喊叫自己手里的物体是放射源，有很强的辐射，威胁现场公众和工作人员。现场一片混乱，大家四处闪躲过程中造成部分儿童跌倒。

活动组织单位立即启动应急措施，按照本单位辐射事故应急预案程序向生态环境保护主管部门报告。同时成立应急指挥小组，组织参加活动人员有序转移，组织专业技术人员携带辐射监测仪器到达现场进行监测。

自治区辐射事故应急领导小组决定，启动一般辐射事故应急响应行动，指派监测处置组、舆情信息组前往事故现场，开展应急响应行动。经检测，张某手中的物体是一只治疗甲亢用的 ^{131}I 杯子。活动组织单位及时将事件真相、事件的应急处置结果向现场各新闻媒体公开，避免该恐慌事件在社会各界产生恶劣影响。

事故现场监测结果正常，所造成的惊慌已经消除，宣布应急响应终止。活动组织单位与当地卫生、公安部位取得联系，将张某移送相关部门，同时做好应急终止后的善后工作，对参加活动的群众进行心理安抚，解释事故前后处置过程和结果，关注舆情，维护社会稳定。

11.3.1.2　源项分析

治疗甲亢用 ^{131}I 服药杯子可能会残留少许 ^{131}I，由于 ^{131}I 发生 β 衰变时伴随发射 0.364 MeV 的 γ 射线，半衰期为 8.3 d，γ 射线穿透力强。因此，γ 射线是该事故中的主要污染因子。

（1）可能存在的污染

^{131}I 治疗对工作环境造成的影响主要在稀释分装操作中、服侍病人服药时 ^{131}I 对工作人员的 γ 外照射以及对操作台面、地面等造成的表面污染。

^{131}I 治疗对环境潜在影响最大的是放射性废液，包括购置回来未用完的 ^{131}I 残液。固态放射性废物主要是医生操作戴的手套、病人服药用的一次性纸杯等。

病人服 ^{131}I 后，即成为一个流动的放射源，将对与病人接触的周围人员产生 γ 射线的照射。

（2）辐射防护要点

γ 射线防护要点：屏蔽防护，使用铅服、铅手套等辅助设备设施；尽量减少测量和操作时间。

β 表面污染防护要点：用表面污染监测仪测量污染区，如果存在 β 表面污染，应用酒精浸湿药棉或纸巾擦拭，直到污染区 β 表面污染小于标准值。

11.3.1.3　事故定级

本案例辐射事故定级为一般辐射事故，详见表 11-6。

表 11-6　事故定级说明

定级依据	说明
事故类型	非密封放射性物品失控
事故定级	一般辐射事故（IV级响应）（经过现场监测与估算，^{131}I 的活度大于 1×10^6 Bq，符合V类源的标准，定为一般辐射事故）
事故可控性	可控
环境污染范围	未造成环境污染
人员伤亡	无
社会影响（舆情）	响应处理及时妥当，未对社会造成不良影响
最终定级	一般辐射事故（IV级响应）

11.3.1.4　演习要点

（1）重点关注

①舆情应对：该案例事故情景是在公众活动中恶意制造恐慌事件，如果舆情处理不当，舆论发酵极易造成社会恐慌，所以，舆情应对处置是演习重点。

②应急终止：对事故中当事人张某进行控制后，第一时间与卫生部门联系，加强对张某的心理疏导。监测组对现场进行监测，确保现场监测结果正常，妥善安置参加活动的公众人员，同时对参加活动的群众进行心理安抚，条件均满足后，应急状态解除，应急终止。

（2）应急监测

①监测方法：以可疑物体为圆心，采用逐步靠近方式逐渐靠近可疑物体。首先使用长杆γ剂量率仪，再使用便携式γ剂量率仪器，同时使用γ核素分析仪对放射性核进行分析，确定核素类别。

②监测项目：X-γ辐射剂量率、β放射性表面污染。

③监测仪器设备：长杆γ剂量率仪，便携式 X-γ剂量率仪，α、β表面污染测量仪。

11.3.2　偷盗 ^{90}Sr 放射源进行人身攻击[*]

11.3.2.1　事故情景

××××年××月××日上午，××省××市公安机关接到报警，该市某医院副院长刘某受到放射性伤害。

---

[*] 本节由龚行健、肖丽娥编写，宁耘审阅。

医院启动单位辐射事故应急预案，向当地市级生态环境部门报告，第一时间将刘某转移到安全区域，接受诊治。生态环境部门值班人员接到报告后立即启动一般辐射事故应急预案，指挥各相关部门到达现场调查、监测，在刘某办公室的办公桌抽屉里发现用于皮肤敷贴治疗的 ^{90}Sr 放射源。

经核实：事故放射源为该医院核医学科皮肤敷贴治疗的 ^{90}Sr 放射源，放射源类别为Ⅳ类，由医院核医学科安全收回。监测处置组进一步对现场进行监测，确认环境辐射水平恢复正常后，相关警戒解除，应急终止。

公安部门经过调查取证，医院职工杜某因与医院薪资纠纷怀恨副院长刘某，遂盗出一枚医院核医学科 ^{90}Sr 放射源，偷偷放置于刘某办公室办公桌抽屉图谋对刘某进行放射性伤害，致使刘某患急性放射性病。

11.3.2.2 源项分析

^{90}Sr/^{90}Y 皮肤敷贴器为能产生短射程β射线的放射性核素治疗设备。^{90}Sr 为纯β放射性核素，发射最大能量为 0.546 MeV 的β射线，^{90}Sr 的衰变子体是 ^{90}Y，发射最大能量为 2.28 MeV 的β射线。0.6 MeV 与 2.5 MeV 的β射线在皮肤组织中的最大射程分别为 2.46 mm 和 14.3 mm，在诊疗时病人的身体完全能够阻挡这两种能量的β射线，但当β粒子被源周围物质（特别是重原子序数的物质）阻止时，会产生轫致辐射，即产生 X 射线。

（1）可能存在的污染

X 射线的贯穿能力较强，需采用一定的防护措施。所以，^{90}Sr/^{90}Y 皮肤敷贴器项目的主要外照射影响因子是 X 射线。

（2）辐射防护要点

主要采取时间防护、距离防护、屏蔽防护，即在现场的应急工作人员应当根据情况尽量减少操作时间，尽量使用远距离操作，佩戴防护用品（有机玻璃眼罩或面罩等）。

11.3.2.3 事故定级

本案例辐射事故最初定级为一般辐射事故，最终定级为较大辐射事故，详见表 11-7。

表 11-7 事故定级说明

定级依据	说明
事故类型	盗取Ⅳ类放射源用于人身伤害
最初定级	一般辐射事故（Ⅳ级响应）
事故可控性	可控

定级依据	说明
环境污染范围	未造成环境污染
人员伤亡	造成 1 人急性放射病
社会影响（舆情）	响应处理及时妥当，未对社会造成不良影响
最终定级	较大辐射事故（III级响应）

11.3.2.4 演习要点

（1）重点关注

①监测处置队伍能力素质：该案例事故情景设计在小范围内演练，演练中主要考察监测处置人员对仪器操作熟练程度、监测方法是否准备等，所以演习重点围绕监测队伍能力提升方面。

②应急终止条件设定：

现场应急终止：监测处置组对现场完成放射源搜寻、现场恢复性监测后，事故现场可达到应急终止条件。

事故后续应急终止：事故中涉及刘某人身伤害，生态环境、公安、卫生等部门还需对刘某及医院相关人员进一步救治观察，根据其伤害程度及事态发展，决定事故应急状态是否解除。

③单位安全管理制度、职工道德教育的重要性：进一步加强医院放射源工作场和暂存场所的安全管理制度，加强职工道德修养教育。

（2）应急监测

①监测方法：对办公室区域进行排查，进行地毯式搜寻测量，当发现剂量率上升时，利用圆心法，确定放射源的位置；使用γ核素分析仪对放射性核素进行分析，确定核素类别。对可疑受污染人员和物体表面、地面等利用表面污染仪器测量表面放射性活度。

②监测项目：X-γ辐射剂量率、β放射性表面污染、核素分析。

③监测仪器设备：X-γ辐射剂量率仪，便携式γ谱仪，α、β表面污染测量仪。

11.3.3 盗取放射源 ^{137}Cs 制造社会恐慌[*]

11.3.3.1 事故情景

××××年××月××日，××省城市放射性废物库保安利用工作便利，偷偷将一枚

---

[*] 本节由龚行健、肖丽娥编写，宁耘审阅。

Ⅲ类放射源带出废物库并将其破解后带至某商场，致使商场服务人员受到超剂量照射引起急性重度放射病。

××××年××月××日，在××省放射性废物库担任保安的徐某因为工作、家庭生活不顺，怨气郁积，遂利用在××省放射性废物库工作的便利，从库中盗取一枚Ⅲ类 ^{137}Cs 放射源，并将源的屏蔽容器外包壳破解，放射源处于裸露状态。徐某将裸源带至××市某商场一楼服务总台旁的垃圾桶偷偷放置，以达到报复社会的目的。当天下午，在服务台工作的两名工作人员出现局部皮肤潮红灼痛、恶心、呼吸困难等症状，被送往当地医院救治。

经诊断，两名工作人员的症状均为受到超剂量照射而引起的急性放射性疾病，立刻将事件情况向公安部门报告。

公安机关立即上报省级反恐领导小组，生态环境厅接到省级反恐领导小组指示立刻启动处置程序，省级辐射事故应急指挥部根据事件性质，决定启动省级较大辐射事故应急响应。生态环境、公安、卫生等部门接警后立即赶赴商场，封锁现场，经监测，在商场服务台边的垃圾桶里发现了裸露的放射源，在得出放射源没有对环境及空气造成放射性物品弥漫性污染结论后，监测处置小组将放射源安全收贮并送往该省城市放射性废物库。

11.3.3.2　源项分析

^{137}Cs 放射源，半衰期为 30.1 年，放射源在自身衰变过程中产生较高能量的γ射线。γ射线可能穿过一定厚度的屏蔽层而对环境造成影响。因此，该枚放射源产生的主要污染因子是γ射线。

（1）可能存在的污染

正常状态下，放射源屏蔽容器完好，密封放射源对周围产生的影响主要为γ射线的影响；事故状态下，屏蔽容器破损，放射源脱落，密封放射源除了对周围产生γ射线的影响，还可能会对场所造成污染。

（2）辐射防护要点

γ射线防护要点：屏蔽防护，使用铅服、铅手套等辅助设备设施；尽量减少测量操作时间。

β表面污染防护要点：用表面污染监测仪测量污染区，如果存在β表面污染，应用酒精浸湿药棉或纸巾擦拭，直到污染区β表面污染小于标准值。

11.3.3.3　事故定级

本案例辐射事故定级为较大辐射事故，详见表 11-8。

表 11-8　事故定级说明

定级依据	说明
事故类型	Ⅲ类放射源失控致人员患急性放射病
最初定级	较大辐射事故（Ⅲ级响应）
事故可控性	可控
环境污染范围	未造成环境污染
人员伤亡	2人患急性放射病，数名群众受到超剂量照射
社会影响（舆情）	对社会产生一定的负面影响，微信、QQ等网络媒体出现不实照片和措辞，处理及时对社会影响在可控范围内，未造成恶劣影响
最终定级	较大辐射事故（Ⅲ级响应）

11.3.3.4　演习要点

（1）重点关注

①舆情应对：

商场人流量大，部分群众出于好奇对服务台现场封锁事件进行拍照，将现场照片通过微信、QQ等上传至网络，因不了解具体情况故意夸大其词。为避免网络不良传言传播造成不良影响，公安、生态环境、卫生部门联合向各新闻媒体说明事件真相，同时删除网络上的不实传言。

生态环境、公安、卫生召开新闻媒体发布会，由生态环境和卫生方面专家向公众解释放射源科普知识、放射性疾病症状等。

②现场应急终止后的后续工作：

完成控制区搜寻和放射源收贮后，对控制区场地进行复测，确认控制区环境辐射水平已恢复正常后，将放射源送往××省城市放射性废物库，由发布应急响应启动的辐射事故应急指挥部宣布辐射事故应急响应终止，相关警戒解除，恢复正常程序，向上级部门报告应急终止情况。

生态环境、公安、卫生三部门向社会发表联合公告，因考虑到商场人员流动性强，为避免在事故期间到商场服务台公众受到超剂量照射而患放射性疾病，通知各位在事故期间经过商场服务台的公众前往××医院接受检查，全力做好善后工作。

（2）应急监测

①监测方法：采取地毯式搜寻测量，当发现剂量率上升时，利用圆心法，确定放射源的位置。根据现场场地范围、建筑物特点划定污染控制区，使用γ核素分析仪对放射性核

素进行分析，确定核素类别。

②监测项目：X-γ辐射剂量率、核素分析、β放射性表面污染。

③监测仪器：X-γ辐射剂量率仪，便携式γ谱仪，α、β表面污染测量仪。

11.3.4　Ⅰ类放射源运输车辆遭遇恐怖袭击——特别重大辐射事故[*]

11.3.4.1　事故情景

某生产放射源单位的一辆运送高活度放射源的货车遭遇恐怖分子袭击，现场爆炸起火，车身严重损毁，车上两名运输工作人员当场死亡，放射性物品大量释放，造成环境大面积污染。

××省××放射性同位素生产单位运送一枚辐照中心用高活度 ^{60}Co 放射源前往××市。在××市××区遭遇恐怖分子袭击，现场爆炸起火，车身损毁严重，两名运输工作人员不幸当场死亡，造成现场多部车辆受损，多位人员受伤。爆炸区域放射性物品大量释放，造成大面积污染，附近是该省××江流域，情况危急。公安干警赶到现场紧急处置，对周边人员进行疏散和隔离，立即在爆炸区外围实施了警戒。××省反恐怖工作协调小组接到事故报告后，立即启动《××省处置核和辐射恐怖袭击事件应急预案》，指令生态环境部门启动辐射事故应急预案，开展辐射监测与污染处置工作，公安、卫生、生态环境部门开展相应的应急响应行动。

情况紧急，该省辐射事故应急领导小组决定，启动特别重大辐射事故应急响应行动，请求生态环境部支援。

监测队伍到达现场，经监测，现场有空气污染，从气象条件看，污染有继续扩大的趋势。生态环境部、省级生态环境部门组成专家组分析研判现场污染形势、研讨处置方案，现场各专业监测处置队伍对现场进行辐射环境水平监测，开展水源地河流监测，对事故发生地的空气、土壤、水样等进行采样和监测。经监测，烟羽中放射性浓度为零，现场事故污染形势得到控制，现场应急指挥部决定对现场进行去污，经应急总指挥同意后，按去污方案进行下一步去污工作。经过反复几次的现场去污作业和监测，现场应急监测组已对污染处置后的现场再次进行了辐射剂量率监测、表面污染监测、地面土壤取样监测和空气气溶胶取样监测，根据监测结果已达到应急终止的条件，应急终止。

---

[*] 本节由肖丽娥、冯亮亮编写，宁耘审阅。

11.3.4.2　源项分析

^{60}Co 的半衰期为 5.3 年，衰变时发射能量为 0.314 MeV 的β射线和能量为 1.17 MeV、1.33 MeV 的γ射线，常温下为固态，毒性分组为高毒组。在正常情况下，^{60}Co 放射源的使用不会产生放射性液体和气体。但放射源在自身衰变过程中产生高能量的γ射线。γ射线能够穿过一定厚度的屏蔽层而对环境造成辐射影响。

（1）可能存在的污染

若发生以上事故时，由于 ^{60}Co 放射源为固体，虽不会对周围环境产生弥散性污染，但可能存在 ^{60}Co 放射源以裸源状态对有关人员直接进行照射，造成严重的辐射损伤。γ源对人体的照射主要来自其产生的γ射线。γ射线具有穿透能力强、速度快、电离密度小等特点，因此γ射线对人体的主要危害是外照射。

放射源破损后，可能会产生弥散性污染，造成表面污染。

（2）辐射防护要点

γ射线防护要点：屏蔽防护，使用铅服、铅手套等辅助设备设施；尽量减少测量操作时间。

α、β表面污染防护要点：用表面污染监测仪测量污染区，如果存在β表面污染，应用酒精浸湿药棉或纸巾擦拭，直到污染区β表面污染小于标准值。

11.3.4.3　事故定级

本案例辐射事故定级为特别重大辐射事故，详见表 11-9。

表 11-9　事故定级说明

定级依据	说明
事故类型	Ⅰ类放射源运输车辆遭遇恐怖袭击
最初定级	特别重大辐射事故（Ⅰ级响应）（事故现场 2 名人员死亡，环境污染）
事故可控性	可控
环境污染范围	事故发生地存在放射性核素污染，烟羽中放射性浓度为零
人员伤亡	2 人死亡，数人受伤
社会影响（舆情）	网络上出现关于此次事故的谣言信息
最终定级	特别重大辐射事故（Ⅰ级响应）

11.3.4.4　演习要点

（1）重点关注

①涉恐行为应急响应：本案例情景设定为涉恐行为的特别重大辐射事故，应急响应除按照Ⅰ级响应执行市级、省级、国家级响应，还应结合恐怖行为应急响应执行程序，在演习中需相互结合。通过演习，进一步认清新形势，切实提高对反恐应急工作极端重要性的认识，进一步增强源头阻控，深入做好核与辐射恐怖袭击事件防范、应急和处置工作。

②多部门联合演习：

演习中公安、卫生、生态环境、反恐等多部门全程参与，涉及指挥决策、治安维护、交通管制、伤员救治、辐射监测、后果评价、污染处置等多项需要各部门协同配合的应急响应行动。

演习准备工作应加强与各相关单位的交流与协作，实现资源整合与共享，理顺各部门职责，做到应急行动迅速果断、现场处置科学有力、联动部门的应急无缝对接。

③舆情应对：

演习地为城区，网上出现大量关于此次事故的谣言信息，应对该情况的做法如下：

一是信息组协同舆情组针对网上的谣言制定舆情处理方案，并做好新闻发布会的准备工作。

二是应急总指挥指派应急办主任回答现场记者提问，客观真实地介绍事故现场的处置情况，并解答公众对事故本身的各种疑惑，确保社会稳定。

三是以生态环境部名义召开新闻发布会，把事故原因、影响和处理措施等方面情况向公众宣布。在妥善处理突发环境应急事件的同时，及时向公众通报事故处理进展情况，最大限度地缓解人民群众的恐慌情绪。

四是现场应急终止后，生态环境、公安、卫生三部门全力做好事故善后工作，进一步做好舆情应对，向社会发表联合公告，维护社会稳定。

（2）应急监测

①监测方法：移动监测车巡测；划定控制区；在事故发生主导风向、人员聚焦区布点测量环境累积剂量；利用便携式γ谱仪在上、下风向进行地面沉降物核素分析；在事故爆炸点周围、居民生活区气溶胶、土壤、水等定点取样；针对去污后的事故地表面及现场活动人员、利用表面污染仪器测量表面放射性活度。

②监测项目：X-γ辐射剂量率、环境累积剂量、核素分析、气溶胶、放射化学分析、总放、β放射性表面污染等。

③监测仪器设备：移动监测车，X-γ辐射剂量率仪，TLD剂量计，γ谱仪，气溶胶采样设备，移动实验室，HpGe谱仪，低本底α、β计数器，α、β表面污染测量仪。

第 12 章

境外核与辐射事故情景[*]

20 世纪 80 年代全球范围禁止了大气层核试验，避免了放射性物质直接释放对环境的危害。根据历史已发生核事故波及范围经验，我国境外核事故污染可能来源主要为地下核试验、核设施和后处理厂事故。地下核试验的爆炸当量较大气层核试验要小，通常只有裂变气体扩散出来，但如果地下核试验出现冒顶，会有较多的裂变产物进入环境。核设施事故影响较大的主要为核动力厂的核反应堆事故，历史发生过最为严重的核事故是切尔诺贝利核事故和福岛核事故，两起事故均导致大面积的放射性污染，除此之外，如管理防护不当，后处理厂也会发生临界事故。针对境外核事故，应急演习过程应重点关注源项分析、辐射监测、污染去污等响应环节；境外放射源丢失、被盗、失控所造成的辐射事故，其对边境地区危害范围较小，在辐射事故演习过程中，除增加外交部门的外交沟通、协作外，事故应对办法与国内辐射事故相同。

12.1 应急要点

12.1.1 应急响应的特点

①事故责任方在境外，涉及国家外交、气象、军事等相关部门。

②演习由各级政府相关部门组织，参演人员为政府各级职能部门。演习事故发生时间及响应时间非实际发生时间，均为模拟时间。

---

[*] 本章由张艳霞编写，杨斌审阅。

③事故响应的范围为可能造成辐射影响的边境地区或更大范围,响应的级别和范围最大。

④重点判断事故是否对我国环境造成影响。

⑤应急响应人员依据《生态环境部(国家核安全局)核事故应急预案》《生态环境部(国家核安全局)境外核事件辐射事故应急专项实施方案》,按照各自岗位职责开展应急响应工作。

12.1.2 事故类型

①核设施事故基本为严重事故(6级,向厂外明显地释放放射性物品)或极严重事故(7级,向厂外大量释放放射性物品,产生广泛的健康和环境影响),严重事故和极严重事故方可能对我国辐射环境产生影响,如福岛第一核电站事故、苏联切尔诺贝利核电站事故。

②核试验主要为地下核爆,其影响主要是对土壤和地下水的污染等,如朝鲜地下核爆。

③后处理厂事故主要为乏燃料爆炸或其他因素导致的临界事故。

④邻近国边境线发生放射源丢失等辐射事故。

12.1.3 事故特点

12.1.3.1 境外核事故应急监测待测核素

预估的待测核素见表12-1。

表 12-1 预估的待测核素

污染源类型	拟待测核素
核电站及反应堆	^{137}Cs、^{90}Sr、^{131}I、^{133}Xe、^{85}Kr、^{88}Kr、^{3}H 等
核爆炸	^{14}C、^{137}Cs、^{95}Zr、^{90}Sr、^{131}I、^{105}Ru、^{3}H、^{133}Xe、^{85}Kr 等
后处理厂	^{239}Pu、^{90}Sr、^{137}Cs、^{85}Kr、^{129}I、^{99}Tc 等
境外核技术利用辐射事故	开放或密封放射源种类

12.1.3.2 历史核反应堆事故对环境的影响

历史核反应堆事故对环境的影响实例见表12-2。

表 12-2 核反应堆事故对环境的影响实例

事故地点和时间	对环境的影响
温茨凯尔 （英国）1957 年 10 月 10 日	向环境释放的放射性核素及剂量为：^{131}I：740 TBq；^{133}Xe：1.2PBq；^{106}Ru：12TBq；^{137}Cs：44 TBq
三里岛 （美国）1979 年 3 月 28 日	向环境释放的放射性核素及剂量为：^{88}Kr：2 257 TBq；^{133}Xe：307 000 TBq；^{135}Xe：500 TBq；^{131}I：1 TBq；^{90}Sr：1TBq；^{137}Cs：1 TBq
切尔诺贝利 （苏联）1986 年 4 月 26 日	向环境释放的放射性物品总量为 $12×10^{18}$ Bq，主要为 ^{131}I、^{137}Cs
福岛 （日本）2011 年 3 月 11 日	向环境释放的放射性核素及剂量为：^{133}Xe：6 000～12 000 PBq；^{131}I：100～400 PBq；^{137}Cs：720 PBq

12.1.3.3 核事件、应急响应分级

（1）IAEA 国际核事件分级

1～3 级为事件；

4 级为核设施内部事故，向厂外环境释放少量的放射性物品，公众受到规定限值量级的照射；

5 级为具有厂外风险的事故，反应堆堆芯严重损坏，向厂外环境有限度地释放放射性物品，需要部分实施当地应急计划；

6 级为严重事故，向厂外环境明显释放放射性物品，需要全面实施当地应急计划；

7 级为极严重事故，向厂外环境大量释放放射性物品，产生广泛的健康和环境影响。

（2）生态环境部对境外核事件辐射事故应急响应的分级（表 12-3）

表 12-3 生态环境部对境外核事件辐射事故应急响应的分级

事故类别	响应级别	事故后果描述
特别重大辐射事故	Ⅰ级	境外核事故导致严重后果，危及我国国家安全和重要战略利益
重大辐射事故	Ⅱ级	境外核事故已经发生，并发生泄漏事故，对我国环境构成威胁
较大辐射事故	Ⅲ级	境外核事件已经发生，但未确定是否发生泄漏事故，对我国环境构成潜在威胁
一般辐射事故	Ⅳ级	有信息表明，境外即将出现核事件

12.2 事故情景

12.2.1 境外核反应堆事故

12.2.1.1 事故情景

　　某日，东部邻国某滨海核电厂，6 座沸水堆，1～3 号反应堆满功率运行，4～6 号已停堆进行换料和维护，始发事件为东部海域 9.0 级大地震和厂外电源丧失，厂内备用发电设施即应急柴油发电机被自动启动，以恢复所有 6 台机组的交流电。1～3 号在运反应堆机组自动停堆。地震后，海啸波到达核电站，防波堤的设计波高位 5.5 m，海啸第二波溯升高度达 14～15 m，海水淹没防波堤，涌入厂址，导致 1～5 号机组丧失所有交流电源。4 号机组事故前已停堆，所有燃料都在乏燃料池中，5 号、6 号机组反应堆产生的余热较少，6 号机组的一台应急柴油发电机可获得交流电源，5 号、6 号机组共用一台电源，成功地冷却到安全状态。1 号机组在海啸后 30 min，融化的堆芯熔穿了反应器容器底部，开始向环境释放放射性物品，环境中监测到放射性物品。2 号机组堆芯在海啸后 40 min 开始融化，安全壳边界破裂放射性物品开始释放。3 号机组堆芯熔化大致在海啸后 50 min，开始大规模释放放射性物品。据估计，本次事故释放了 6×10^{18}～1.2×10^{19} Bq 的 ^{133}Xe。所释放的 ^{131}I 的平均总活度为 1×10^{17}～4×10^{17} Bq，^{137}Cs 的平均总活度为 7×10^{15}～2×10^{16} Bq。事故核电厂采取了一系列行动措施：建立反应堆和乏燃料的稳定冷却；减少和监测放射性释放；控制氢气积聚；预防重回临界。这些行动实现了放射性释放的显著抑制和辐射剂量率的稳步下降；实现了所规定的某些电站参数的目标值，至此事故阶段宣告结束。事故级别为核设施事故 7 级极严重事故。

　　事故发生国在发生海啸堆芯失控后，向外界发布了核事件通报。生态环境部核与辐射事故应急办公室值班人员监测到境外核事件信息，同时核安全局局长接到外交部门关于邻近国发生核事件的通知，按照生态环境部应急响应启动程序，由生态环境部核与辐射事故应急总指挥发布启动应急响应指令，10 min 后经应急专家组研判后发布三级应急响应指令。30 min 后，反应堆堆芯融化，开始向环境释放放射性物品，事故发生国向外界发布核事故通报。总指挥发布二级应急响应指令。各应急响应小组按预案开展应急响应。2 h 后，各现场监测小组在空气样品中监测到微量 ^{131}I、^{137}Cs，4 h 后，惰性气体监测小组监测到微

量 ^{133}Xe，其他监测项目监测结果为正常本底水平，应急响应持续 8 h 后，空气样品监测数据逐步恢复正常，专家组根据气象数据、辐射监测数据、事故核电厂通报等信息对核事故的释放量及对我国的影响进行了评估，结论是本次核事故未对我国环境造成影响，由总指挥发布演习终止指令。

12.2.1.2　源项分析

本事故属核反应堆泄漏事故。核反应裂变核素较多，对我国环境可产生影响的主要核素为：^{134}Cs、^{137}Cs、^{89}Sr、^{90}Sr、^{131}I、^{133}Xe、^{85}Kr、氚等。

由于境外核事故已发生放射性物质泄漏，对我国环境构成威胁，所以生态环境部定义该事故为重大辐射事故，启动 II 级应急响应级别。

12.2.1.3　演习要点

（1）应急响应组织的启动

部级、邻近事故发生国的省级核与辐射事故应急办公室、前沿指挥部按照表 12-4 的应急响应级别启动应急工作。其他组织，如地区核与辐射安全监督站、核与辐射安全中心、辐射环境监测技术中心按照各自职责及总指挥部应急指令开展应急工作。

表 12-4　境外核事件辐射事故各应急状态下应急组织启动表

响应级别	应急领导小组	核与辐射事故应急办公室						前沿指挥部
		主任	协调组	监测组	专家组	舆情组	后勤组	
四级	—	√	√	●	○	√	√	—
三级	√	√	√	√	√	√	√	√
二级	√	√	√	√	√	√	√	√
一级	√	√	√	√	√	√	√	√

注：—表示不启动，○表示待命，●表示备勤并根据情况适时启动，√表示应急响应人员启动并到达责任岗位。

（2）应急监测

检验生态环境部辐射环境应急监测平台的有效性。辐射环境应急监测平台涵盖国家级、省级生态环境部门，包含应急监测指令的发布、监测方案的上报和审批、监测数据的上报汇总等，重点检验系统运行的有效性。

检验生态环境部辐射环境监测国控网自动站的运行情况。辐射环境监测自动站覆盖全国省会城市、重要核设施周边等地区，应急期间主要检验其辐射环境监测功能，尤其是γ剂量率实时监测数据传输和应急时样品取样分析报送等工作。

检验现场应急监测能力和实验室样品分析能力。现场应急监测内容主要包括γ剂量率巡测、气溶胶取样监测、惰性气体取样监测等。实验室除省级、地市级实验室外还包括移动实验室、前沿应急实验室等，分析项目涵盖核事故释放核素。

（3）事故分析与评价

事故分析与评价组主要收集事故核设施相关的数据和信息，分析事故工况，对事故源项、事故设施营运单位的应急处置行动等进行后果评价；结合应急监测气象数据、辐射环境监测数据，预测事故发展趋势，评价事故对我国的环境影响，为应急响应决策提供技术支持。

12.2.2 境外核试验

12.2.2.1 事故情景

某年 2 月 12 日，中国地震网公布，在某国发生 4.9 级地震，震源深度 0 km，距离我国边境 100 多 km。其后，该国发布消息称，已成功进行了地下核试验。同时我国接到 IAEA 的正式通知。

核试验 1 h 后放射性烟羽从坑道口和山体裂缝大量泄漏，伴随 10 mm/h 降雨，以及 8 m/s 的风速吹向我国。据估计，此次核试验爆炸估计为 6 000～7 000 t 的 TNT 当量。

生态环境部核与辐射事故应急办公室值班人员根据地震网公布的信息及核试验国发布的信息，及时向应急总指挥汇报情况，由总指挥发布启动应急响应指令。值班人员按照应急启动预案，向生态环境部核与辐射事故应急办公室、核与辐射安全中心、辐射环境监测技术中心、边境省份省级生态环境部门及其应急监测小组发布应急演习启动通知。根据舆情监测信息及气象资料，演习启动后 10 min，应急总指挥发布三级应急响应状态指令。演习 2 h 后，移动实验室及省级自动站所采集的气溶胶样品中均监测到人工放射性核素 ^{131}I，说明地下核试验出现泄漏。应急总指挥发布二级应急响应状态指令。放射性监测与舆情监测以每小时间隔上报数据。专家组根据上报资料对核试验源项、释放量进行评估，形成评估报告。演习 5 h 后，惰性气体监测小组监测到 ^{133}Xe，空气样品中 ^{131}I 呈现下降趋势。演习 8 h 后，气溶胶样品未监测到 ^{131}I，重点开展沉降物、水样、生物样等样品采集测量工作。演习 10 h 后，沉降物样品中监测到 ^{137}Cs、^{134}Cs 等放射性核素。经专家组判定，所监测到的放射性核素与核电厂日常排放量中放射性核素含量相当，无须采取防护行动，建议终止本次演习，终止后，后期监测活动持续开展。应急总指挥接受专家组建议，宣布终止演习。

12.2.2.2　源项分析

应用领域：境外地下核试验。

主要释放核素：^{131}I、^{134}Cs、^{137}Cs、^{90}Sr、^{133}Xe 等。

由于境外地下核试验已发生放射性物质泄漏，对我国环境构成威胁，所以生态环境部定义该事故为重大辐射事故，启动 II 级应急响应级别。

12.2.2.3　演习要点

（1）事故分析与评价

核试验不同于核设施事故，核试验相关信息未知，专家组需对地下核试验的相关数据和信息（气象、源项、释放点、评价范围、污染物的输运轨迹计算和辐射后果计算）分析释放源项，开展后果评价，预测放射性物质扩散发展趋势，对放射性事故后果开展环境影响评价。响应过程中专家组需提出监测、防护行动建议，需对核试验放射性物质泄漏国的应急处置行动进行评价，并起草向党中央、国务院、国家核应急协调委提交的报告，向其他部（委）提供的情况通报和核事故信息公开的素材。

（2）应急监测

地下核试验泄漏事故产生的放射性核素及释放量均无法从源项进行估算，本次演习除检验生态环境部辐射环境应急监测平台的有效性、检验生态环境部辐射环境监测国控网自动站的运行情况外，重点检验现场应急监测能力和实验室样品分析能力。

地下核试验泄漏事故应急监测内容主要为：γ剂量率巡测，气溶胶取样监测，沉降灰取样监测，惰性气体取样监测，土壤、水样、生物样取样分析。分析项目包括^{131}I、^{134}Cs、^{137}Cs、^{90}Sr、^{133}Xe、核素活度浓度测量以及总放射性等。

（3）数据汇总与上报

应急监测组在向核与辐射事故应急办公室上报监测数据前，需对数据进行校核、分析和汇总，起草待发布监测数据报告；演习结束后编制辐射环境应急监测总结报告。

12.2.3　境外后处理厂事故

12.2.3.1　事故情景

某国某核材料生产设施有 16 个 300 m^3 的高放废液贮罐。这些贮罐存放在一组混凝土拱形地下室内，每个罐的四周留有一定的空间，充满冷却水，按一定周期换水。由于一根输送放射性液体的管子泄漏，该罐周围的冷却水被污染。核材料厂把冷却水抽走，但没有换上新的冷却水。这时，罐中含有 $70\sim80$ t 约 20×10^6 Ci 的放射性废液。废液衰变产生的热交换不出去，水温上升大量增发，形成了硝酸钠和醋酸盐等易爆炸残渣。这些残渣的温度一路上升到 350°C，终于引发爆炸。爆炸力相当于 $70\sim100$ t TNT 炸药的爆炸威力。爆炸使相邻的两个贮存罐破坏，放射性物品大量散布在贮罐的附近，估计 2×10^6 Ci 的放射性物品被喷射到 $1\,000$ m 高的大气层，放射性烟羽扩展到 105 km 远。事故后的 $7\sim10$ d 内约 600 人从附近的居民点撤离，在那里 ^{90}Sr 的最大浓度为 $10\sim100$ Ci/km^2。在随后的 18 个月内，总计撤离了 $10\,180$ 人。撤离前最大平均外照射达 17 Re，有效剂量当量为 52 Re。有 $1\,120$ km^2 面积受到污染。^{90}Sr 污染超过 2 Ci/km^2。根据国际核事件分级表规定，考虑到后处理厂放射性物品向外释放，需要全面启动地方应急计划的防护措施，因此，该案例事故级别定位 6 级（重大事故）。

生态环境部核与辐射事故应急办公室舆情值班人员根据互联网信息，立即向应急总指挥汇报了某邻国后处理厂发生放射性物品泄漏事故，经 IAEA 核实后，总指挥发布启动应急响应命令，直接进入二级应急响应状态。值班人员按照应急预案，向生态环境部核与辐射事故应急办公室、核与辐射安全中心、辐射环境监测技术中心、邻近事故发生国边境省份省级生态环境部门及其应急监测小组发布二级应急响应启动通知。现场演习场地模拟实际边境场景。事故发生 1 h 后，事故发生地下风向、离事故地点距离 150 km、沿边境线长 10 km 范围内，放射性气溶胶样品中监测到 ^{137}Cs，惰性气体样品中监测到 ^{85}Kr，各监测组监测数据报送间隔为每小时报送一次。8 h 后，空气样品中未监测到 ^{137}Cs，外交途径获悉事故释放得到有效控制。10 h 后，专家组根据事故处理进展情况、气象资料及边境现场样品监测情况，建议本次应急状态终止。总指挥采纳专家组建议，宣布演习终止。

12.2.3.2　源项分析

应用领域：境外核燃料后处理厂。

主要释放核素：^{239}Pu、^{90}Sr、^{137}Cs、^{85}Kr、^{129}I。

由于境外核燃料后处理厂已造成放射性物质泄漏，对我国环境构成威胁，所以生态环境部定义该辐射事故为重大辐射事故，启动 Ⅱ 级应急响应级别。

12.2.3.3　演习要点

（1）应急准备

本事故已造成事发地点周围区域的放射性污染，我国边境现场应急人员需准备好防护用具、个人剂量监测设备，做好人员辐射防护准备；需做好监测、通信、车辆等设备的防护工作，做好去污应急监测等准备工作。

（2）应急监测

事故导致大量放射性物质释放，释放的放射性物质主要随烟羽飘离事故地点。因此应急监测内容主要包括γ剂量率网格布点监测、巡测，气溶胶取样监测，惰性气体取样监测等。移动实验室、省级实验室重点对 ^{239}Pu、^{137}Cs、^{90}Sr、^{85}Kr、^{129}I 等核素开展分析。

（3）应急状态终止后行动

应急状态终止后，各响应组汇总演习数据并编写总结报告上报部应急办。由部应急办编写演习总报告。

参考文献

[1] 环境保护部核与辐射安全监管三司，环境保护部核与辐射安全中心. 2004—2013 年全国辐射事故汇编. 北京：中国原子能出版社，2015：1-118.

[2] 岳会国. 核与辐射应急监测演练情景汇编. 北京：中国原子能出版社，2014：1-104.

[3] 国际原子能机构和经济合作与发展组织核能机构. INES 国际核和放射性事件分级表使用者手册. 奥地利：国际原子能机构，2012：1-193.

[4] 岳会国. 核事故应急准备与响应手册. 北京：中国环境科学出版社，2012.

[5] 孙树正. 放射性同位素手册. 北京：中国原子能出版传媒有限公司，2011：45-95.

[6] 潘自强. 电离辐射环境监测与评价. 北京：中国原子能出版社，2009.

[7] 毛亚虹，刘华. 辐射安全与防护管理手册. 北京：中国环境科学出版社，2003：39-47.

[8] 罗上庚. 放射性废物概论. 北京：中国原子能出版社，2003：15-20.

[9] 《注册核安全工程师岗位培训丛书》编委会. 核安全专业实务（修订版）. 北京：中国环境科学出版社，2009：380-382.

[10] 卫生部卫生法制与监督司，公安部三局. 全国辐射事故案例汇编（1988—1998 年）. 北京：中国科学技术出版社，2001：1-246.

[11] 环境保护部核与辐射安全监管三司，环境保护部核与辐射安全中心. 2004—2013 年全国辐射事故汇编. 北京：中国原子能出版社，2015.

[12] 国家核事故应急办公室，中国核能行业协会. 核与辐射突发事件案例选编.

[13] 《注册核安全工程师岗位培训丛书》编委会. 核安全案例分析. 北京：经济管理出版社，2013.

[14] 潘英杰. 我国铀矿冶设施退役治理现状及对策//中国核学会辐射防护分会. 全国核与辐射设施退役学术研讨会论文集. 中国核学会辐射防护分会：中国核学会，2007：9.

[15] 关潋. 核动力的空间应用及事故概览. 控制工程，1998（3）：58-64.

[16] 胡古，赵守智. 空间核反应堆电源技术概览. 深空探测学报，2017，4（5）：430-443.

[17] 张延磊，冯伟，易旺民，等. 基于"嫦娥三号"放射性载荷的总装防护设计与实施. 航天器环境工程，2015，32（6）：674-679.

[18] 宋景和，史永谦，林生活，等. γ射线高度计在模拟航天器回收舱着陆的静态实验中剂量分布的测量及其评价. 航天医学与医学工程，1997（5）：53-56.

[19] 彭慧，陈栋梁，王晓涛，等. 空间用 ^{238}Pu 放射源辐射影响分析. 核安全，2014，13（3）：7-10.

[20] 孙占海，罗克. "神舟八号"飞船γ源高度控制装置安装工具和方法的改进. 航天器环境工程，2011，28（6）：650-651.